★ 国家社科基金青年项目（项目编号:14CTJ003）★ 国家社科基金重大项目（项目编号:19ZDA120）

THEORIES, METHODS AND PRACTICES IN CHINA ON SYSTEM OF HEALTH SATELLITE ACCOUNTS

卫生卫星账户体系的理论、方法与中国实践

艾伟强 ◎ 著

中国统计出版社
China Statistics Press

图书在版编目(CIP)数据

卫生卫星账户体系的理论、方法与中国实践 = Theories, Methods and Practices in China on System of Health Satellite Accounts / 艾伟强著. —— 北京 : 中国统计出版社，2020.8

ISBN 978－7－5037－9251－9

Ⅰ. ①卫… Ⅱ. ①艾… Ⅲ. ①卫生管理－卫生统计－研究－中国 Ⅳ. ①R195.1

中国版本图书馆 CIP 数据核字(2020)第 164571 号

卫生卫星账户体系的理论、方法与中国实践

作　　者/艾伟强
责任编辑/姜　洋
封面设计/李　静
出版发行/中国统计出版社有限公司
通信地址/北京市丰台区西三环南路甲 6 号　邮政编码/100073
电　　话/邮购(010)63376909　书店(010)68783171
网　　址/http://www.zgtjcbs.com/
印　　刷/北京厚诚则铭印刷科技有限公司
经　　销/新华书店
开　　本/710×1000mm　1/16
字　　数/160 千字
印　　张/12.75
版　　别/2020 年 8 月第 1 版
版　　次/2020 年 8 月第 1 次印刷
定　　价/62.00 元

前言

在我国全面建设小康社会的进程中，医疗保障体系作为社会保障体系的重要组成部分，直接关系到人民的切身利益。党的十八届三中全会决议明确提出“要建立、健全全民医疗保障体系，提高人民的健康水平”。卫生卫星账户（Health Satellite Accounts，HSA）的构建与编制是我国医疗保障体系建立与完善的重要支撑。随着国民生活水平的提高、保健意识的增强，以及医疗卫生体制改革的深化等诸多有利因素的驱动，我国社会的医疗保健需求持续释放，医疗健康产业的发展态势良好。原国家卫生部（现国家卫生健康委员会）前部长陈竺曾指出：“中国政府应及时、准确测算医疗健康产业的统计核算指标，以全面掌握医疗健康产业的发展状况。”但是，由于现行医疗卫生统计核算体系无法对医疗健康产业的规模、结构、质量和效益等作出科学、客观的分析评价，由此引发一系列亟待解决的问题：一是我国医疗健康产业基本情况的底数不清；二是我国医疗卫生资源的配置效率难以准确评价；三是我国医疗卫生体制改革缺少客观依据；四是我国医疗卫生统计核算体系发展严重滞后。因此，HSA 的构建与编制既是我国医疗卫生统计核算体系改革与发展的重要内容，也是完善医疗保障体系、促进医疗健康产业持续健康发展的重大问题。

现阶段，HSA 是国民经济核算研究领域的前沿问题，大部分国家都在致力于设计并编制适合本国国情的 HSA 账户体系，但是，目前该账户体系仍旧处于探索阶段，未形成国际通用的、适合国际比较的一致性账户。本书系统梳理 HSA 的国内外研究进展，针对 HSA 的难点问题提出解决对策，构建中国 HSA 的核算框架，并结合中国投入产出表（2002 年、2007 年和 2012

年)进行中国 HSA 投入产出表账户的实际编制,本研究具有以下五个方面的积极意义:

1. 中国 HSA 的构建与编制是提高医疗卫生资源配置效率的主要手段。通过 HSA 的投入产出分析准确测算医疗卫生资源的配置效率,挖掘影响配置效率的关键问题,切实地提高医疗卫生资源的配置效率。

2. 中国 HSA 的构建与编制是深化医疗卫生体制改革的重要依据。医改的方向与医疗健康产业的发展状况密切相关,通过 HSA 的产出核算及时掌握医疗健康产业的核心统计指标,为深化医改提供重要决策依据。

3. 中国 HSA 的构建与编制是医疗健康产业持续健康发展的有力保障。通过 HSA 的账户分析全面洞悉医疗健康产业的运行态势、发展前景和突出问题,确保医疗健康产业沿着正确的方向持续健康发展。

4. 中国 HSA 的构建与编制是政府部门开展医疗健康产业统计核算工作的重要参考。国家统计局现已启动"医疗健保产业分类及行业指标推算研究"项目,计划联合国家卫生健康委员会共同开展医疗健康产业的统计核算工作,中国 HSA 的构建与编制必将为国家统计局、国家卫生健康委员会等部门开展上述工作提供重要参考。

5. 中国 HSA 的构建与编制是中国国民经济核算体系与 SNA(2008)接轨的重要环节。HSA 是中国国民经济核算体系的空白点,中国 HSA 的构建与编制必将促进中国国民经济核算体系与 SNA(2008)接轨。

针对本书的研究任务,并结合本书的研究目的和研究意义,可以将本书的研究内容归纳为 HSA 的理论、方法与中国实践三个部分:

第一部分:HSA 的理论阐释。首先,通过 HSA 与 SNA 的对比分析,在核算功能、核算对象、生产范围和分类体系等方面明确了 HSA 的基本内涵,总体上看,HSA 是对 SNA(2008)的重要补充,即 HSA 将核算对象锁定在"医疗健康产业"、将生产范围延伸到"辅助活动"和"无酬服务"、将 SNA 中心框架下的分类体系重新组合等。在此基础上,从两个方面阐释 HSA 的基本概念:一是医疗卫生服务的物量产出。介绍了医疗卫生产出核算的投入、过程、产出和结果指标、医疗卫生服务产出的测算方法和质量调整的方法,并归纳总结 OECD 国家医疗卫生服务产出的相关实践经验;二是构建医疗健康产业的分类体系。在阐释 ISIC 视角下的医疗健康产业分类和 ICHA-HP 视角下的医疗健康产业分类的基础上,将 ISIC4.0 与 ICHA-HP 的基本结构相对比，总结二者在医疗健康产业划分方面存在的差异，探寻产生差异的原因，从而明确医疗健康产业统计分类的基本内容，进一步以SNA(2008)中心框架的基本分类和中国国民经济行业分类(GB/T4754-2011)为基础，提出中国医疗健康产业分类标准的完善路径；最后，指出中国HSA在理论上有待进一步完善的若干问题，包括概念替代、服务产出评估和数据来源等问题。

第二部分：HSA的方法研究。在构建中国HSA的核算框架方面，根据国内外相关国际组织和学者的研究成果以及SNA(2008)的指导和建议，认为中国HSA不仅要包括医疗卫生支出核算体系，更重要的是纳入医疗卫生产出核算体系，即中国HSA的完整核算框架应兼具医疗卫生支出核算与产出核算双重功能。在设置中国HSA的账户体系方面，认为应将卫生账户体系(A System of Health Accounts，SHA)作为基础，将SHA(2011)现有的账户体系作为中国HSA的支出核算账户部分，同时，对SHA(2011)进行补充与完善，重点在构建中国HSA的产出核算账户体系，包括从生产、积累和供给使用角度构建医疗健康产业的增加值、中间投入、总资本存量和供给使用表等四个账户。进一步，可以将SHA(2011)作为桥梁，分别从生产角度、收入分配和使用角度、资本形成角度搭建HSA与SNA(2008)中心框架的数据衔接关系，并进一步说明中国现行医疗卫生统计体系的发展重点。

第三部分：HSA的中国实践。在吸收借鉴HSA编制的国际经验，特别是德国GHSA投入产出表编制经验的基础上，以中国投入产出表(2002年、2007年和2012年)为数据来源，展开中国HSA投入产出表的实际编制工作。其中，主要涉及中国HSA投入产出表编制的基本原则、编表目的和表示设计等基础工作，明确了医疗健康产业核心层、相关层和扩展层在投入产出表中的具体分类项目，并利用中间投入比重作为分摊系数，分劈相关层和扩展层的投入产出数据，以此进行中国HSA投入产出数据的估算，将中国投入产出表转换为中国HSA投入产出表，通过测算得到的医疗健康产业的产出、增加值和进出口数据等指标，进一步利用时间序列分析，说明医疗健康产业快速发展的基本现状，以验证中国HSA账户体系构建与编制的必要性和可行性。

本书获得国家社科基金重大项目(项目编号：19ZDA120)和国家社科基金青年项目(项目编号：14CTJ003)的资助。本人从攻读博士研究生以来，专注于国民经济核算卫星账户的开发、编制与应用等方面的研究，到目前已有十余年的时间。在此期间，本人承担了两项国家级项目的研究工作：一项是作为主持人于2014年6月获批立项的国家社科基金青年项目（项目编号：14CTJ003），另一项是作为子课题负责人于2019年11月获批立项的国家社科基金重大项目（项目编号：19ZDA120）。本书最初是在国家社科基金青年项目结项报告的基础上形成的，在国家社科基金重大项目立项后，本人对卫生卫星账户的机理和功能又有了更深的认知，进一步从理论阐释、方法设计和中国实践的完整研究过程对前期研究成果进行了系统地修订和补充，从而完成了本书的撰写。

在国内相关研究中，本书首次将研究对象定位于卫生卫星账户，研究成果可以对同类研究提供一定的参考与经验借鉴。但是，书中也存在一定的不足与缺陷，主要表现在数据的使用方面：本书主要以2002年、2007年和2012年中国投入产出表为示例和数据来源，并未纳入2017年中国投入产出表数据。其原因是：一方面，《2017年中国投入产出表》在2019年底出版发行，此时，本人撰写的国家社科基金青年项目结项报告已经完成并通过评审；另一方面，本书的研究重点是卫生卫星账户体系的理论与编制方法，实践应用的目的是阐释理论与方法的适用性和有效性，因此，对数据的时效性要求不高。目前，由本人承担的国家社科基金重大项目子课题还处在研究过程中，研究的重点内容是卫星账户的开发与应用，因此，在下一阶段研究中，将会更新数据体系，以弥补本书的局限。

在本书的撰写过程中，东北财经大学统计学院的蒋萍教授、王勇副教授，以及大连民族大学经济管理学院的马林教授在研究架构的设计、核算体系的建立以及账户的实践应用等方面均提出了宝贵的建议，在此表示感谢。另外，也要感谢大连民族大学和中国统计出版社的大力支持。书中难免存在疏漏，望同行专家及读者批评指正。

艾伟强

2020年3月

目录

第一章 引 论

一、研究背景

如何科学合理地设计、发展和改善卫生保健或卫生体系的结构和功能，提高卫生保健服务质量和体系质量，增进全球社会的健康福祉，成为进入21世纪以来全球卫生治理与世界和平发展议程的战略重点之一。近年来，中国的医疗卫生体系发生了重大转变，取得了举世瞩目的成就，但也存在一些有待进一步优化和解决的问题。基于此，全社会一致认为，有必要继续深化医疗卫生体制改革。

然而，要推动中国医疗卫生体制改革的进一步深入，涉及的相关问题较多，其中，如何建立一套可行的医疗卫生核算理论及其账户体系尤其重要，这将关系到对影响医疗卫生事业发展的核心要素以及相关环节的准确测度，对各个国家或一国各个地区医疗卫生行业的所属发展阶段予以客观、准确的定位，对全社会在医疗卫生领域投入与产出的具体情况加以比较和说明，进一步掌握一国或某一地区医疗卫生事业发展的基本状况等，阐释上述问题的基础是对医疗卫生活动进行科学、准确的测度，同时，此项工作也是从事医疗卫生领域相关问题分析、评价、预测和管理的前提。显然，在缺少医疗卫生测度理论和方法的情况下，上述问题将无法解释，对医疗卫生领域问题的解析也就缺乏数据基础。

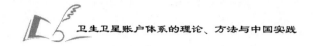

当前，医疗健康产业快速发展，医疗卫生活动已经成为极其重要的社会经济活动，其规模与发展速度直接影响到全民的健康水平，关系到社会的稳定与和谐发展，决定了医疗卫生体制改革的方向与目标。近年来，随着人民生活水平的快速提高，社会公众对医疗卫生保健类产品和服务的需求也在日益增加，这使得卫生经济对国民经济的影响力逐步提升。因此，准确测度卫生经济，从而量化其对国民经济的贡献率和影响力已经变得尤其重要。但是，由于中国医疗卫生统计的基础相对薄弱，现行医疗卫生统计理论与方法体系仍旧受到统计口径的制约，导致医疗卫生统计的结果难以全面衡量医疗卫生活动对国民经济的贡献率与影响力，其原因主要是：

1. 现行医疗卫生统计的范围是医疗卫生行业。2011 年，国家统计局公布了国民经济行业分类（GB/T4754-2011）标准。根据经济活动的同质性，GB/T4754-2011 将国民经济体划分为 20 个门类，96 个大类，以及若干个中类和小类。其中，门类 Q 为“卫生和社会工作”，包括 Q83“卫生”和 Q84“社会工作”两个大类。Q83 指的就是医疗卫生行业，包括：医院、卫生院及社区医疗、计划生育技术服务、妇幼保健、专科疾病防治、疾病预防控制及防疫等部门，上述部门的生产活动可以归纳为医疗卫生服务和护理服务两部分。目前，中国的医疗卫生统计正是基于医疗卫生行业开展的。

2. 医疗卫生活动分散在国民经济的各个行业之中。从整个医疗卫生体系的角度看，纳入卫生经济范畴的生产活动并非仅限于医疗卫生服务的生产，其同时还要包括诸如医疗器械、药品等“货物”的生产。在已有的研究成果中，Eurostat(2008)对医疗卫生活动进行了较为科学的归纳，将其定义为：“以增进公众健康为目的提供的医疗卫生服务和医疗卫生相关服务，以及为开展上述服务提供支持的活动”，从中可以看出，提供医疗卫生活动的基层单位已经超出了医疗卫生行业的范围。

通过上述分析可知，现行医疗卫生统计的范围没有覆盖全部的医疗卫生活动。实际上，医疗卫生行业与医疗卫生活动具有各自的功能和属性，是性质不同的两个概念。现行的国民经济核算体系（SNA）侧重于对国民经济生产成果的统计，因此，其所使用的国际标准产业分类（International Standard Industry Classification, ISIC）是建立在以生产或供给为导向的理论框架内，该框架根据经济活动的相似性——考虑到投入、工艺、生产技术、产出的特点及应用等，将生产单位分成各个具体的行业，因此，基于医疗卫生行业的统计非常重要，具有不可替代性。而医疗卫生活动是从需求角度定义的概念，其规模与发展速度直接影响到全民的健康水平，只有开展医疗卫生活动统计才能够全面反映卫生经济对国民经济的贡献率与影响力。因此，现行医疗卫生统计体系的局限性在于统计视角单一，没有建立医疗卫生活动统计体系。鉴于医疗健康产业快速发展的新形势，以及现行医疗卫生行业统计的局限性，本研究认为我国应尽快开展全口径的医疗健康产业统计，以摆脱传统行业统计的束缚，将医疗健康产业的各个构成部分从国民经济的各个行业中剥离出来，从而对医疗卫生生产活动进行无遗漏地统计，以摸清医疗健康产业的基本底数。

二、研究意义

进入21世纪以来，人类的医疗卫生保健需求急剧增加，促使医疗健康产业在世界范围内迅速兴起，对各国乃至世界经济的持续发展起到决定性作用，正如美国经济学家保罗·皮尔泽在《财富第五波》（The Wellness Revolution）一书中所述：“医疗健康产业将会成为继IT产业之后的下一个兆亿美元产业，即全球财富的第五波。”医疗健康产业不仅关系到全民的身体素质和健康水平，而且关系到全民的幸福程度，现阶段，无论是在中国还是在全世界，医疗健康产业现已成为带动国民经济增长，促进社会进步的重要产业。在此背景下，准确测算医疗健康产业的规模、结构、质量、效益和发展速度，客观反映医疗健康产业对国民经济的贡献率和影响力意义重大。

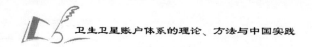

在我国全面建设小康社会的进程中，医疗保障体系作为社会保障体系的重要组成部分，直接关系到人民群众的切身利益，党的十八届三中全会决议明确提出"要建立、健全全民医疗保障体系，提高人民的健康水平"。随着国民生活水平的提高、保健意识的增强，在医疗卫生体制改革深化等诸多有利因素的驱动下，我国社会的医疗保健需求持续释放，医疗健康产业发展态势运行良好。原国家卫生部前部长陈竺在 2012 年夏季达沃斯论坛上指出："中国政府应及时、准确测算医疗健康产业的统计核算指标，以全面掌握医疗健康产业的发展状况。"[①]但是，由于现行医疗卫生统计核算体系不完善，导致仍旧无法对医疗健康产业的规模、结构、质量和效益等作出科学、客观的分析评价，因此，医疗健康产业核算体系的构建既是我国医疗卫生统计核算体系改革与发展的重要内容，也是完善医疗保障体系、促进医疗健康产业持续健康发展的重大问题。但是，到目前为止，医疗健康产业统计核算问题仍旧是国民经济核算领域的难点。

鉴于现行医疗卫生统计体系的局限性，本研究提出构建并编制 HSA，以开展全口径医疗卫生统计[②]。HSA 是卫星账户[③]在医疗卫生领域的重要应用，将核算范围锁定在医疗健康产业，是针对医疗健康产业的统计核算体系，在 SNA(2008)中，HSA 被正式纳入附属核算框架，其重要性不仅体现在完善了 SNA(2008)的结构和分析功能，更主要的是实现了对 ISIC 口径下医疗卫生服务统计的补充和扩展。HSA 可以弥补现行医疗卫生统计体系的不

---

① http://finance.sina.com.cn/hy/20120912/143513118271.shtml.

② 为了从产业链的角度观察医疗卫生活动，并进一步探究其对国民经济的推动作用，本研究将全口径医疗卫生统计的内涵界定为："着眼于社会公众的需求角度，摆脱传统国民经济行业分类体系的束缚，从产业链角度对医疗卫生产品或服务的生产、供给和提供整个流程中所发生的医疗卫生生产活动进行无遗漏地统计。"

③ 自 SNA(1993)发布以来的 20 年间，卫星账户的重要意义已经得到广泛认可，现有的卫星账户涵盖旅游、研发、住户部门、医疗卫生、资源环境、对外贸易、交通运输和非营利机构等十几个领域。

足，客观准确地对医疗卫生活动[①]进行测度，真实反映医疗卫生活动对一个国家或地区的经济影响力。

综上所述，中国卫生卫星账户体系构建与编制的现实意义可以归纳为以下五个方面：

1. 支撑了中央和各级政府的决策。医疗卫生政策的制定、调整和完善，进一步促进医疗卫生事业与经济社会和谐发展是目前中国政府和社会各界所关注的重点问题，而客观全面地描述医疗卫生活动对国民经济的影响，是实现上述目标的前提和基础。但是，在现行的国民经济核算体系中，对医疗卫生活动的统计范围远小于其真正的覆盖程度，不能客观统计核算医疗卫生活动的产出，不能真实揭示医疗卫生活动对其他经济活动的影响。因此，中国构建并编制 HSA，开展全口径医疗卫生统计，可以全面、系统、科学地认识医疗卫生活动的基本范畴、运行机理、范围结构和产出规模，对中央和各级政府决策具有重要的参考作用。

2. 填补了中国医疗卫生统计体系的空白。HSA 统计核算体系遵循统一的概念、定义、分类和原则，包括统一的统计指标体系及统计标准体系，可以科学地测量医疗卫生活动的经济复杂性，并且提供具有国际可比性、可信度和一致性的数据与信息。目前，中国并未将 HSA 纳入官方的医疗卫生统计体系，但是，作为国民经济的重要组成部分，医疗卫生活动的总体规模如何，其对 GDP 的贡献率是多少，其带来的就业数量、税收、投资等情况的详细信息又是怎样，这些疑问都是需要通过医疗卫生活动的专门核算账户，即 HSA 的构建和编制加以解决。因此，HSA 的构建与编制是对中国医疗卫生统计体系的重要补充。

3. 有助于准确衡量医疗健康产业在国民经济中的地位。通常，人们极易将医疗健康产业与医疗卫生行业的概念相混淆，并在对医疗健康产业

---

① 根据 Eurostat(2008)对医疗卫生活动的界定，可以将全口径医疗卫生统计的对象和范围归纳为三个部分：一是医疗卫生服务，主要指医疗卫生行业所提供的各项服务；二是医疗卫生相关服务，主要指医疗卫生行业以外的部门提供的各项有助于增进、恢复或保持公众健康的服务，例如，疗养院、福利院、社区保健机构和家庭提供的各种护理服务等，二是为医疗卫生服务和医疗卫生相关服务提供支持的活动，主要是指医疗卫生用品、设备及相关医疗卫生产品的生产和销售活动等。

的分析过程中，使用医疗卫生行业的相关统计指标加以替代，从而导致医疗健康产业的经济价值被低估。产生这一问题的原因主要有两点：一是产业与行业的英文翻译同为“Industry”；二是人们对产业和行业性质的认识不够清晰。实际上，二者的性质完全不同：医疗卫生行业是从医疗卫生产品的供给角度定义的，在国民经济行业分类（GB/T4754-2011）中，医疗卫生行业作为“卫生和社会服务业”下设的一个大类出现，仅包括医疗卫生服务业和护理服务业两部分；医疗健康产业是从医疗卫生产品的需求角度定义的，其各个组成部分分散在国民经济的多个行业中。因此，只有通过中国 HSA 的构建和编制才能够准确衡量医疗健康产业在国民经济中所属的重要地位。

4. 引领了中国国民经济核算体系的发展方向。突破国民经济核算中心框架分类体系的制约，探寻全面核算医疗卫生活动的途径与方法是当前国民经济核算领域的前沿问题之一。实际上，国民经济核算体系也在进行不断的自我完善，从 SNA(1968)到现行的 SNA(2008)，虽然其核算国民经济生产成果的主旨没有改变，但是，其在中心框架以外却增加了许多内容，用以弥补中心框架对某些特定领域分析力不足的缺陷，主要包括医疗卫生、旅游、住户部门、信息产业、环境、非营利机构、交通运输等领域卫星账户的建立。目前，OECD、WHO 和 World Bank 等众多国际组织以及德国、荷兰和英国等发达国家已经对 HSA 开展理论研究和实际编制工作，因此，HSA 的构建与编制将使中国的国民经济核算体系更加趋向国际化。

5. 推动了中国医药卫生体制改革的深化。医疗卫生资源的总量不足与使用效率低下是当前中国医疗卫生领域面临的突出问题，通过编制 HSA，可以全面反映医疗健康产业的整体运行情况和发展趋势，进而洞悉医疗健康产业发展过程中存在的问题，确保其持续快速发展。同时，通过 HSA 的医疗卫生费用与医疗卫生产出分析，可以提出增加医疗卫生产品供给，提高医疗卫生资源配置效率的对策建议，从而为中国医药卫生体制改革提供决策依据。

三、研究思路与方法

（一）研究思路

本书的研究主要是基于以下两方面考虑：一是医疗卫生体系在国民经济中的作用日益突显，准确衡量卫生经济对国民经济发展的贡献和影响很重要，但是，使用现行的国民经济核算体系却无法准确测算卫生经济的总量、结构和速度等，因此，需要寻找能够对医疗卫生体系内的生产活动进行全面核算的途径；二是HSA的相关研究是当前国民经济核算领域的前沿问题之一，相关理论正在逐渐地完善，因此，需要重点跟踪该项研究，并且使该项研究的主要成果能够与中国的实际情况相衔接，从而指导中国的医疗卫生统计实践。

因此，本书以中国HSA的“概念体系界定—核算框架构建—账户体系检验”为研究主线，在系统梳理国内外医疗健康产业统计，特别是HSA研究新动向的基础上，构建中国HSA核算体系并加以应用，以验证中国HSA构建的有效性。本研究的基本思路如图1－1所示：

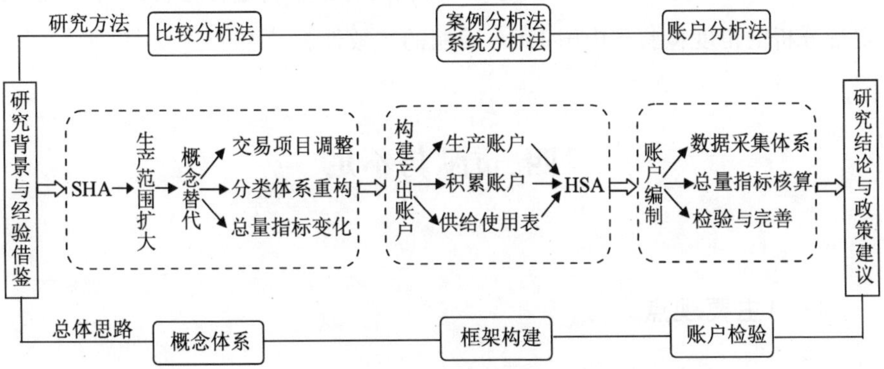

图1－1 研究思路图

(二)研究方法

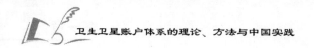

根据研究的基本思路,本书的研究方法有如下几点:

1. 归纳与演绎分析法。在分析中国 HSA 概念体系的界定和 HSA 核算框架的构建等基础理论时,对国内外相关研究进行了系统的梳理、分析、比较和归纳,分辨出其中的共性问题与差异之处,并运用演绎法,明确了相关概念与框架。

2. 比较分析法。以 HSA 生产范围的扩大为起点,比较 HSA 与 SNA(2008)中心框架的交易项目、分类体系和总量指标,分析 HSA 的概念替代问题,建立中国 HSA 的概念体系。

3. 系统分析法。从 HSA 作为 SNA(2008)卫星账户的基本属性出发,分析 HSA 与 SHA(2011)的区别与联系,探寻构建中国 HSA 核算框架的切入点,明确中国 HSA 的构成。

4. 案例分析法。借鉴其他国家现行的 HSA,以此为典型案例,充分总结中国 HSA 编制过程中的重点及难点问题,并针对我国国民经济核算体系的实际状况提出解决问题的方案及建议。

5. 账户分析法。根据国民经济账户分析的基本规则和方法,运用 HSA 对中国医疗健康产业的产出、增加值和进出口等情况进行多维度分析。

6. 定性与定量分析法。在对 HSA 相关理论进行定性分析的同时,还从定量分析的角度检验了中国 HSA 编制的有效性。

四、贡献与不足

(一)主要观点

1. 中国医疗健康产业基本情况的全面把握、医疗卫生资源配置效率的客观评价、医疗卫生体制改革的全面深化乃至医疗健康产业的持续健康发展必须以中国 HSA 的构建与编制为基础。

2. 中国 HSA 的构建与编制是本书研究的核心。只有构建出科学合理、符合中国医疗卫生体系基本情况的 HSA，并针对中国国民经济核算体系的实际状况加以创新，才能摆脱传统医疗卫生行业统计核算范围狭窄的束缚，将医疗健康产业的各个组成部分从国民经济的各个行业中剥离出来，实现对医疗健康产业的全口径统计、系统分析与客观评价。

3. 中国 HSA 产出核算账户的构建是本书研究的突破。虽然 HSA 的构建以 SHA(2011)为基础，但是，二者的性质不同，作为 SNA(2008)的卫星账户，HSA 的核心功能是产出核算，因此，只有构建完善的医疗健康产业产出核算体系，才能将 SHA(2011)转变为 HSA，发挥 HSA 的主要功能。

4. 实证检验是本书研究的关键。通过编制适合中国的 HSA，实际测算医疗健康产业的统计指标并进行实证分析，才能校正与完善本书研究的适用性及可操作性。

5. HSA 现已成为 SNA(2008)的重要组成部分，因此，HSA 的构建与编制将是中国国民经济核算体系改革、完善，进而与国际标准接轨进程中所不可回避的重要问题。

(二)重点与难点

1. 现行医疗卫生行业分类体系的梳理和比较。现行的涵盖医疗卫生行业基本分类的分类标准有多种，包括 ISIC4.0、ICHA-HP1.0 和 ICHA-HP2.0 等，对上述分类体系进行系统的梳理，通过对分类项目的比较，探寻上述分类体系存在差异的原因，为后续研究奠定理论基础。

2. 医疗健康产业分类体系的界定。本书对医疗健康产业的发展现状、定义、范围和分类项目等进行详细阐述，将医疗健康产业所涉及的医疗卫生活动分为核心层、相关层和扩展层三个部分。但是，如何明确这三个层次的含义，并将提供医疗卫生活动的各个经济单位进行有意义的分类组合是本书研究的难点所在。

3. HSA生产范围的确定与基本结构的阐释。分析评价HSA与SNA（2008）在生产范围方面存在的主要差异，重点讨论HSA将住户无酬护理服务和医疗卫生辅助活动纳入生产范围的原因与依据；在充分考虑SNA（2008）和中国国民经济核算体系（2016）新变革的基础上，对HSA的基本功能与结构做出清晰阐释，分析说明HSA要同时具备医疗卫生支出核算与产出核算双重功能。

4. 对SHA（2011）的扩展与补充。在提出中国医疗健康产业分类体系并确定其生产范围，吸收和借鉴国内外最新研究成果的基础上，根据SNA（2008）的指导和建议，对SHA（2011）账户进行补充与完善，形成中国HSA的产出核算框架，进一步以SHA（2011）为桥梁，分别从生产角度、收入分配和使用角度、资本形成角度搭建HSA与SNA（2008）中心框架的数据衔接关系，其中，从生产、积累和供给使用角度构建医疗健康产业的增加值、中间投入、总资本存量和供给使用表等四个账户为研究重点。

（三）创新与不足

本书在全面梳理国内外医疗卫生费用核算、产出核算及HSA相关研究文献的基础上，系统研究了中国HSA的核算原理、核算方法和账户体系的构建以及应用等。总体上看，本书的创新之处主要有以下三点：

1. 以ISIC4.0和ICHA-HP2.0为依托，在充分考虑HSA生产范围扩展延伸的基础上，建立全口径、多层次的医疗健康产业分类体系。

2. 根据SNA（2008）对HSA核算框架设计思路的指导和建议，分别从生产、积累和供给使用角度构建医疗健康产业的增加值、中间投入、总资本存量和供给使用表等账户，形成完整的中国HSA。

3. 充分利用中国投入产出表（2002年、2007年和2012年）数据，实际编制中国HSA投入产出表，进行相应的实证分析并对结果加以阐释。

在研究过程中，由于HSA相关理论问题的研究和实践目前仍处于起步阶段，还没有建立起较为权威的标准和操作规程，并且，可参考的资料较少，因此，研究者对该问题的研究深度有限，对某些问题的理解可能会产生偏颇，致使文中还存在诸多不足之处，例如，在医疗卫生服务产出的评估、医疗健康产业分类、HSA 生产范围扩大引致的概念替代问题、投入产出数据的估算方法以及 HSA 的数据来源问题等方面都还有待进一步研究。

第二章

HSA的国内外研究综述

一、国外研究现状述评

国外对HSA相关问题的研究始于20世纪90年代，历经从医疗卫生费用(支出)核算到医疗卫生产出核算的过渡，研究目的是弥补SNA中心框架无法全面核算卫生经济总量的缺陷。总体上看，HSA的国外研究主要包括四个方面：一是OECD、WHO和Eurostat等国际组织出版的工作手册；二是Orosz、Christian和Aizcorbe等学者的相关研究；三是SNA(2008)对构建HSA提出的指导和建议；四是OECD成员国的实践经验。

(一)国际组织出版的工作手册

在2000年，由OECD出版了《卫生账户体系手册》。SHA(2000)将医疗卫生活动归纳为："为增进个体健康而提供的医疗卫生服务和相关服务，以及为开展上述服务提供支持的活动"，并设置了与医疗卫生产品需求相关的账户体系。SHA(2000)迈出了全口径核算医疗卫生活动的第一步,可以说SHA(2000)是构建HSA的基础和起源。SHA(2000)总结了过去近20年收集医疗卫生数据信息的经验,提供了一整套全面、连贯和灵活的账户体系,其依据统计核算规则,从医疗卫生功能、提供者和资金来源角度构建了三个维度的医疗卫生账户国际分类体系(International Classification for Health Accounts,ICHA),将卫生总费用核算框架分为医疗卫生服务筹资来源(International Classification for Health Accounts-Health Care Financing Schemes,ICHA-HF)、医疗卫生服务提供者(International Classification for Health Accounts-Health Care Providers,ICHA-HP)和医疗卫生服务功能(International Classification for Health Accounts-Health Care Functions,ICHA-HC)三个角度,为全球医疗卫生费用核算设计了统一的分类标准。SHA(2000)的主要目的是提供一整套与国民经济核算规则保持一致的、从经济角度分析医疗卫生体系的核算框架。

其中,在医疗卫生服务功能分类方面,SHA(2000)将医疗卫生活动细分为:包括机构或个人借助医疗卫生知识、设备和技术达成提高医疗健康水平这一目标的相关活动。具体目标为:促进健康、预防疾病;治疗疾病、减少过早死亡;对需要护理的损伤、失能、残障人群提供的关怀服务;对需要护理的慢性疾病人群提供的关怀服务;对重症患者提供的关怀服务;提供和管理的公共卫生活动;提供和管理的卫生规划、健康保险和其他资金安排。归纳起来,医疗卫生服务功能主要分为三大类:个人医疗卫生保健服务和产品;公共医疗卫生保健服务;医疗卫生保健相关功能。每一功能都可以进一步划分,例如,个人医疗卫生保健服务和产品可以划分为:治疗服务、康复保健服务、长期护理保健服务、辅助性医疗服务和用于门诊病人的医疗商品;公共医疗卫生保健服务可分为:预防和公共医疗卫生服务、医疗卫生管理和保险服务两类;医疗卫生保健相关功能包括:医疗卫生服务供给部门的资本形成、医疗卫生从业人员的基础教育和技能训练、医疗卫生方面的研究和开发、食品卫生、水和环境质量的调控、帮助疾病和损伤人群的实物社会服务的提供和管理、医疗卫生相关现金福利的提供和管理等。

在医疗卫生保健提供单位分类方面，医疗卫生保健提供者可以分为如下类别：医院；护理与居民保健机构；门诊医疗保健提供者；医疗商品的零售商和其他类型的供应商；公共医疗卫生计划的提供与管理者；卫生行政管理以及保险部门；其他产业（其他经济部门）；国外。可见，医疗卫生保健提供者分散存在于 SNA 的一个或多个机构部门中。

在医疗卫生保健支出分类方面，SHA 将卫生总支出（费用）定义为：常住单位对医疗卫生保健货物和服务的最终使用，加上医疗卫生提供者产业①的资本形成总额。医疗卫生支出可分为如下类别：个人医疗卫生服务；用于门诊病人的医疗商品；个人卫生总费用；预防和公共卫生服务；卫生管理和健康保险；经常性卫生总支出②；医疗卫生产业的资本形成总额；卫生总支出。值得注意的是，医疗卫生服务的生产范围与 SNA 非常近似，但有如下两个例外：首先，与职业有关的医疗卫生保健包括在 SHA 中，但在 SNA 中作为辅助服务处理；其次，对私人住户③的现金转移视为由转移者支付购买的国内医疗卫生服务产出。

在医疗卫生保健资金来源分类方面，用于医疗卫生保健的资金由一般政府、私人部门和国外提供。一般政府要细分为各级政府和社会保障基金；私人部门要细分为私人社会保险、其他私人保险、私人住户、为住户服务的非营利机构与公司④。

经过十年来的不断修订，在 2011 年，由 OECD、Eurostat 和 WHO 联合出版了 SHA(2011)，SHA(2011)对 SHA(2000)进行一系列的补充与修订，SHA(2011)将原有的从消费、生产和筹资三个维度构建的医疗卫生费用核算体系界定为核心核算框架，并在此基础上，补充医疗卫生费用核算的扩展核算框架，即将 SHA(2000)原有的分类体系界定为核心维度，同时，SHA(2011)在 SHA(2000)的基础上增加了新的分类体系，并将其界定

① 医疗卫生提供者产业是指以医疗卫生活动作为其主要活动的机构。

② 经常性卫生总支出等于个人医疗卫生服务、用于门诊病人的医疗商品、个人卫生总费用、预防和公共卫生服务以及卫生管理和健康保险等项之和。

③ 主要指家庭看护者。

④ 不包括医疗保险公司。

为扩展维度，包括医疗卫生筹资机构分类（International Classification for Health Accounts-Health Care Financing Agents，ICHA-FA）、资金项目分类（International Classification for Health Accounts-Revenues of Health Care Financing Schemes，ICHA-FS）和提供要素分类（International Classification for Health Accounts-Factors of Health Care Provision，ICHA-FP），即 SHA（2011）通过核心与扩展双重维度记录医疗卫生体系内的资金从筹集、分配到消费的运动全过程，这样既实现了与 SHA（2000）核算体系的衔接，又进一步加强了医疗卫生费用核算框架在指标和数据等方面的国际一致性和适用性，实现了其中任何两种分类的交叉组合账户均可进行卫生费用的分配与核算，多角度更加系统地展现出医疗卫生资金的流动。并且，SHA（2011）更加侧重探讨 SHA 与 HSA 之间的概念性联系，在对 SHA（2000）原有的账户体系进行补充的基础上，与 SNA（2008）中心框架之间建立了数据衔接关系。

但是，SHA（2011）仍旧仅着眼于需求角度，其账户体系无法进行医疗卫生活动的生产核算，从而无法测算医疗卫生活动的增加值。从整个医疗卫生体系角度看，与人们需求相关的医疗卫生活动并非仅限于“服务”的提供，诸如医疗器械、药品等“货物”的生产活动同样被视为医疗卫生活动，从而医疗卫生活动也并非仅由医疗卫生行业来提供，所以，需要对医疗卫生活动进行全口径核算。到目前为止，国外对全口径医疗卫生核算问题的研究可以归纳为两个阶段：一是卫生账户体系（SHA）的建立与修订阶段；二是 HSA 的提出与完善阶段。

目前，建立并使用 HSA 测算医疗卫生活动的研究正在积极地开展，其原理是在 SHA（2011）的基础上，从需求与供给两个角度建立医疗卫生活动的核算体系，但是，目前该项研究还处于探索阶段，并没有建立起完整的核算框架。由于 SHA（2011）核算的是医疗卫生支出，而 HSA 核算的是医疗卫生产出，因此，对于 HSA 的构建而言，参考 SHA（2011）仅仅是一个方面，对 SHA（2011）核算框架的补充、完善与创新则更为重要。

(二)国外学者的相关研究

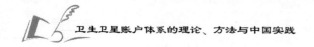

在 SNA(2008)的中心框架中,生产单位是基层单位,要按其主要活动根据 ISIC4.0 进行划分,Jeong(2000)指出:“ISIC 分类以国民经济的产业结构作为分类基础,以各基层单位所从事的主要活动作为分类依据,目的是将国民经济体划分为可以进行国际比较的若干产业。”因此,在 ISIC4.0 中,医疗卫生活动的属性被界定为“服务”,包括医疗卫生服务与护理服务两部分,所有提供医疗卫生活动的部门总称为医疗卫生行业。通常,在 SNA(2008)中心框架下所开展的医疗卫生产出(或增加值)核算就是基于医疗卫生行业开展的。

以 Orosz 等为代表的研究者对 HSA 的演进机理、内涵、功能与结构进行剖析,特别是 Orosz(2004)将基于 SHA(2000)的卫生账户体系应用于 13 个 OECD 成员国,结果表明各成员国的医疗卫生支出不断增加,并且,医疗卫生支出占 GDP 的份额也在持续增长,同时,进一步将核算结果进行比较分析,有效地探寻并总结了各成员国在医疗卫生费用的筹集、分配和使用等方面的特点、区别和联系,研究结果得到 OECD 相关研究机构的认可,为各成员国医疗卫生政策的调整和制定提供重要依据。

Christian(2012)从医疗卫生产出角度,通过构建医疗卫生服务的产出指标,测算了美国的医疗卫生服务产出,研究认为医疗卫生服务物量产出核算是指:个人所接受的、对新产品(服务)和质量变化进行调整的医疗卫生服务的数量。如果前期没有新服务出现或质量变化,则产出的变化率等于医疗卫生服务供给量变化率的加权平均值,如果存在新产品(服务)和质量变化,则应该对医疗卫生活动的数量进行质量调整,以反映医疗卫生行业对医疗卫生结果的边际贡献,即应将医疗卫生质量水平的提升情况纳入其中。同时,鉴于政府和社会公众都想要充分了解医疗卫生资金是否被科学、合理、有效地用于责任承担和资源配置,并为个人选择提供可靠的信息,尤其是生产率增长方面的信息,这就需要对医疗卫生产出进行准确地核算。

Aizcorbe(2014)构建了 HSA 核算框架,研究成果为 HSA 的相关研究奠定基础,其重要观点有:HSA 是 SNA 逐渐完善的环节之一,拓展了 SNA 在中观经济(医疗健康产业)统计领域的分析功能;HSA 是医疗健康产业的产出核算框架,在吸收借鉴 SHA(2011)生产范围、核算对象与分类体系的基础上,仍需构建能够实现自身功能的产出核算账户。

(三)SNA(2008)对构建 HSA 提出的指导和建议

SNA(2008)指出:"从就业人数、医疗卫生费用水平上看,在许多国家,医疗健康产业都是一个规模巨大的重要产业,同时受到大量的政策关注。"HSA 是针对医疗健康产业的统计核算体系,在 SNA(2008)中,HSA 被正式纳入附属核算框架,其重要意义不仅体现在完善了 SNA(2008)的结构和分析功能,更主要的是实现了对 ISIC 口径下医疗卫生服务统计的补充。SNA(2008)提出:要想了解如何开发 HSA,应该从研究 SHA 着手,因为 SHA 明确了四大基本分类,即:医疗卫生保健功能分类、提供单位分类、支出分类和资金来源分类。

同时,SNA(2008)明确了 HSA 的生产范围,即 HSA 医疗卫生核算采用中心框架的基本定义和概念体系,但是,二者在生产范围方面存在一些差异,主要表现在以下四个方面:一是 HSA 将家庭获得的用于护理残障人员的现金转移视为服务成本(劳动者报酬)而记为产出;二是 HSA 将职业医疗卫生服务纳入医疗卫生服务的最终消费,例如,对职员健康的监督和单位内外提供的治疗保健服务,其在中心框架中被视为辅助活动,记为中间消耗;三是 HSA 将医疗卫生保健零售商销售的产品全部记为产出,而在中心框架中只有毛利记为产出;四是 HSA 不包括研发资产,而中心框架将其视为非金融资产,计入资本账户。

在此基础上,SNA(2008)指出:"可以将 SHA(2011)转换为 HSA。"该过程需要经过三个阶段:一是 HSA 的构建以对 SNA(2008)的概念替代为起点。SNA(2008)将 HSA 界定为外部卫星账户,即 HSA 与 SNA(2008)中心框架的生产范围不同;二是 HSA 的构建以 SHA(2011)为基础,通过扩展与补充产出账户的方式可以将 SHA(2011)转变为 HSA,产出账户包括增加值、中间投入、总资本存量和供给使用表等;三是以 SHA(2011)的基本分类体系为桥梁,可以在 HSA 与 SNA(2008)中心框架之间建立数据衔接关系。

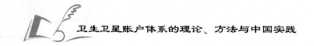

从具体操作角度上看,将 SHA(2011)的经济框架转换为 HSA 需要经过以下六个环节:一是确定作为医疗卫生保健服务生产的特有货物和服务的完整清单;二是确定定义卫生总支出的生产范围;三是确定应作为资本形成记录的活动;四是识别特有交易;五是对作为医疗卫生核算组成部分之一的转移进行详细分析;六是识别医疗卫生费用的最终使用者和最终负担者。其中,确定医疗卫生产品清单的困难之一在于:SNA(2008)中心框架下的主产品分类(Central Product Classification,CPC)并未提供卫生账户体系所需的详尽的医疗卫生保健服务目录,因此,需要一个更加详细的分类。而且,由于医疗卫生保健数据通常是一种来自行政管理数据的公共责任信息,因此,其详细程度通常不足以满足 HSA 编制的需要。

尽管存在着一些困难,但 SNA(2008)认为,只要增加医疗健康产业的生产和增加值账户、按投入类型划分的医疗卫生保健生产过程和中间投入账户、医疗健康产业的总资本存量账户和投入产出表等四个账户,就可以将 SHA(2011)扩展为 HSA。

(四)OECD 国家的实践经验

从世界范围来看,已经建立并编制 HSA 的国家仍属少数,目前,HSA 主要应用于拉美、加勒比地区和 OECD 的一些国家,例如,德国、美国、智利、巴西和荷兰等,其中,德国在实践过程中积累较多经验。目前,德国的卫生卫星账户(简称 GHSA)已经建成并融入德国的国民经济核算体系,使得德国医疗健康产业对国民经济的影响力得以显现。GHSA 将卫生经济从整个国民经济体中剥离出来,形成以 507 类医疗卫生商品构成的卫生经济体,同时,界定了以 GHSA 为核心的概念体系,并建立医疗卫生投入产出表,将 507 类医疗卫生商品纳入其中。总体上看,OECD 国家的实践经验可归纳为以下四个方面:

1. 注重 SHA(2011)与 SNA(2008)的衔接

建立 SNA(2008)中心框架与 SHA(2011)账户序列之间的衔接关系是 SHA(2011)修订的主要内容之一。为了达成该目标,OECD、Eurostat 和 WHO 等国际组织启动了两项研究,这两项研究均强调将医疗健康产业从整个国民经济中剥离出来,建立以医疗健康产业为核心的账户体系,并构建医疗健康产业与国民经济整体之间的衔接关系,具体内容如下:

第一项研究是设计医疗健康产业的供给使用表和投入产出表。运用供给使用表可以展现在全国或某一地区范围内,为社会公众提供的医疗健康产品(服务)的资源总量,并且,可以准确地衡量医疗健康产品(服务)提供者之间的关系;运用投入产品表可以在原有医疗卫生费用核算数据的基础上,增补最终使用和进出口数据,进一步计算医疗健康产业的产出和增加值数据。

第二项研究的主要内容是构建并编制医疗健康产业的卫星账户,即 HSA。基本思路是在 SHA(2011)基础上,遵照 SNA(2008)的概念和原则,充分考虑 HSA 构建和编制的要求和标准,将 SHA(2011)转化为 SNA(2008)的卫星账户。该项研究针对能够有效地使 SHA(2011)与 SNA(2008)相衔接,公布了一系列具体的措施和建议。

2. 强调物量指数的测算

医疗卫生服务属于非市场服务,通常以免费或经济意义不显著的价格提供,因此,医疗卫生服务产出价格的量化是核算的难点问题,在实际操作过程中,通过计算物量指数对医疗卫生服务产出进行缩减是其产出核算的主要途径之一。通常,医疗卫生服务物量产出指数的计算有两种方式:一种是通过价格指数(例如,CPI)直接缩减医疗卫生服务产出的价值量;另一种是测算不同时期的医疗卫生服务物量指标,并将二者相比较。

在实际的操作过程中,理论上通过上述两种方式测算的医疗卫生服务物量指数[①]是相等的,医疗卫生服务分类别的支出数额[②]是数量指标加权时

① 该物量指数通过各种代表同质医疗卫生服务产出的数量指数进行加权。

② 支出数额是医疗卫生服务价格的函数。

所使用的权数。但是，在实际应用中，研究者更加倾向于使用价格指数缩减的方法①。

3. 兼顾时间序列分析与横截面分析

近年来，OECD国家关于医疗卫生领域的研究非常注重时间序列数据与横截面数据的配合使用，这样既可以展现同一时期不同国家之间数据的比较情况，也可以展现同一国家不同时期数据的发展变化情况，更加有利于政策的制定与分析。并且，这一处理方式的有利之处是：用于同一国家或地区的时间序列分析方法与用于不同国家或地区横截面分析的方法是一致的②。

同时，OECD国家也更加侧重总结横截面分析与时间序列分析③的共同点，通过实践总结，得出时间序列分析与横截面分析具有共同的数量指标和质量指标体系。例如，在计算某一特定国家医疗卫生服务产出增长率的时间序列时，通常利用按照相关诊断组（Diagnosis Relative Groups，DRGs）进行分类，并且经过质量调整的治疗数量指标计算，实际上，这一计算过程或汇总数据④也可以应用于不同国家之间在同一时点的医疗卫生服务产出的比较，这为兼顾时间序列分析与横截面分析提供了有利条件。

4. 确保市场核算和非市场核算的一致性

在进行医疗卫生服务等非市场服务的产出核算时，OECD国家比较注重与市场服务产出核算在方法上的一致性⑤。为了实现这一目标，OECD推

① OECD国家的统计人员一致认为价格比物量存在更为相似的趋势，因此，用于计算价格指数的抽样方法比用于计算物量指数的抽样方法更加简单。目前，采用何种抽样方法更为简单还没有被科学的论证所证实，但是，在国民经济核算实践中，研究者已经总结出大多数的物量指数都是通过对价格指数进行缩减得到的，而不是通过直接计算得到的。

② 例如，用于比较英国1995年和2005年的分析方法，与用于比较英国2005年和土耳其2005年的分析方法是一致的。

③ 时间序列分析指在核算单位保持不变的情况下，计算两个时期间的产出增长，换句话说，就是核算某一国家，或某些地区不同时期的产出增长；横截面分析指的是核算在同一时期内不同国家或地区的产出，即进行了一种跨国的比较，换句话说，就是核算几个国家或地区在同一时点的产出量。

④ 该汇总数据依据的是按DRGs划分的每个国家相同治疗数量的比较。

⑤ 也就是说，市场服务与非市场服务核算的基本方法应该是一致的，特别是汇总方法应该是一致的，即应该用相同类型的权数将服务的数量（或价格）与物量指数（或价格指数）联系起来，不论是在市场服务部门还是在非市场服务部门，都要确保物量指数中的数量与价格指数中的价格相对应。

荐的操作方法是针对市场服务和非市场服务采用相同的缩减方法。通常，对于市场服务产出核算来说，一般选择使用通过价格比率进行加权的价格指数对价值量产出进行缩减，计算价格比率所使用的权数是各类服务的消费数量，这种方法称为“函数法”，运用“函数法”计算价格指数要求价格是可以观测的，并且价格能够较好地代表消费者的偏好。

但是，将上述方法应用于医疗卫生服务等非市场服务产出的核算过程中则具有一定的局限性，首先，非市场服务不存在具有经济意义的“市场价格”，可供观测的只有服务的“单位成本”，并且，不能够很好地反映消费者偏好；其次，由于市场部门和非市场部门所提供服务的性质不同，所以用于核算市场部门产出和非市场部门产出的方法也不能通用；最后，即便是以市场价格提供的医疗卫生服务，其核算价格和物量指标的计算方法也并不完善[①]。

总体上看，国外的研究成果较为丰富，但多侧重于理论研究，现有研究未能构建出一致的、可用于国际比较的 HSA 核算框架，在实践方面，也仅有少数国家依托 SHA(2011)，在开展医疗卫生费用核算的基础上，进行 HSA 构建和实际编制工作的尝试。

二、国内研究现状述评

联合国统计委员会及相关机构已经向世界各国推荐过四大统计核算体系[②]，其中，《社会和人口统计体系》(SSDS)对全社会医疗卫生服务的核算范

① 市场性医疗卫生服务的消费价格指数(CPI)或生产价格指数(PPI)虽然是存在的，但这些指数并不完善。

② 联合国四大统计核算体系包括：一是《物质产品平衡表体系》(System of Material Products Balances，MPS)；二是《国民经济核算体系》(System of National Accounts，SNA)；三是《社会和人口统计体系》(System of Social Demographic Statistics，SSDS)；四是《环境和经济综合核算体系》(Integrated Environmental and Economic Accounting，SEEA)，通过上述统计核算体系指导世界各国的经济核算、社会核算、人口核算和环境核算。

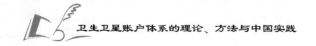

围作出了界定,即 SSDS 认为:社会成员的健康状态一部分取决于其生活的环境和经济条件,一部分取决于其自身的体质和病史,还有一部分取决于医学科学的发展和医疗卫生服务的有效性。所以,医疗卫生产出核算应该包括如下一些内容:有关健康状况、各种疾病和伤残发生情况的资料;有关预防、减轻和疾病治疗效果的资料;有关医疗卫生服务接受次数的资料;有关按人口类型分组的医疗卫生服务接受方式和接受程度的资料;有关医疗卫生费用的来源、分配和流向的资料;还有以经济账户的方式建立的医疗服务、卫生教育服务的资料等。

目前,中国相关机构和学者对医疗卫生核算的研究已经持续了一段时间,也积累了较多的研究成果,但是,关于医疗卫生核算的理论基础、变量设置和账户体系的一系列问题并没有得到充分的解决。一方面原因是相关研究仍旧处于起步与摸索阶段,另一方面,也说明随着中国医疗卫生体制改革的深入,必将显现出许多新的问题和关注点,而原有的核算体系无法为此提供更多更好的数据信息,这一切均值得我们去探索与思考。因此,研究医疗卫生及其测度理论与方法问题,必须坚持理论研究、方法研究与实证分析研究同步,在把握医疗卫生行业和医疗健康产业的内涵和本质特征的基础上,研究医疗卫生行业和医疗健康产业的测度方法与账户体系问题,才能使我们对方法的研究建立在可靠的理论基础之上。根据中国的统计实践,并考虑与 SSDS 的协调一致,本书将理论综述的内容归纳为医疗卫生费用核算及其账户体系、医疗卫生产出核算的思路与方法和医疗卫生产出核算及其账户体系三个方面。

(一)医疗卫生费用核算及其账户体系

改革开放以来,中国经济持续快速增长的同时,也推动着医疗卫生体系不断地完善与改进,其中,卫生总费用的概念、内涵和基本构成也在不断发生变化,因此,关于中国卫生总费用核算相关研究和实践工作的时间跨度较长,中国最早开展该项工作是在 20 世纪 80 年代,当时在 World Bank 的指导和协助下,中国政府首次开展了卫生总费用的核算工作,并利用此次的核算结果与世界上多个国家进行了横向比较，得到比较真实和客观的结论。自此之后，中国政府开始认识到卫生总费用核算指标的重要性，并将国际上较为先进的卫生总费用测算方法①引入中国。

20世纪90年代，原卫生部卫生经济研究所②出版了《中国卫生总费用研究专辑》，系统地介绍了卫生总费用的内涵，包括卫生总费用与卫生总费用分析两个部分，其中，对卫生总费用做出了较为规范的界定，其内容是：以货币形式表现的，以某一国家或某一地区为核算主体，在一段时期内整个社会在医疗卫生事业方面的货币支出总和。卫生总费用体现了医疗卫生领域内资金的完整运动过程，不仅反映医疗卫生机构和部门之间的资金流动情况，同时也反映整个社会医疗卫生资金的流动情况，还可以对医疗卫生资金的筹集、分配和使用效果做出更深层次的分析、监测与评价；卫生总费用的完整核算账户形成了国家卫生账户体系（National Health Account，NHA），该套账户将卫生总费用进行多维度、多层次分解，有利于对卫生总费用体系进行更为全面和充分的认识，通过总结医疗卫生资金运动的特点，根据医疗卫生资金的三维核心分类体系，从资金来源、分配和使用三个角度进行相关费用数据的测算、整理和分析，进而构建出一整套完整的费用核算框架，即NHA。

此外，该书还从基本功能、方法体系和核心指标等方面对卫生总费用加以分解，可以说该书的出版为中国此后在卫生总费用核算方面的研究与实践工作奠定了基础。现阶段，中国已经构建出从资金来源、分配和使用三个维度组建的卫生总费用核算方法体系，并且，在对卫生总费用的估算过程中，应用了计量分析和数理分析的若干方法，为中国医疗卫生领域相关政策的制定提供了重要依据。

总体上看，中国的研究人员在20世纪初才开始进行卫生总费用核算的相关研究工作，但是，鉴于医疗卫生体制改革问题的重要性和复杂性，从事

① 最初的测算方法仅限于使用筹资来源法测算卫生总费用，虽然测算的维度单一，但是，已经填补了中国卫生总费用核算方法的空白。

② 卫生部卫生经济研究所现已更名为国家卫生健康委卫生发展研究中心。

该领域问题研究的学者逐渐增加,在充分引入、吸纳国际先进研究成果的基础上,结合中国的实际情况,做出了卓有成效的研究。其中,从事医疗卫生账户体系研究的相关学者大体可以分为两类:一类是由哈尔滨医科大学的杜乐勋教授和原卫生部卫生经济发展研究中心的赵郁馨教授领衔的研究团队,该团队主要通过医疗卫生账户对中国各个地区卫生总费用的核算数据进行实际测算,例如,杜乐勋(2001)运用资金分配流向法对安徽省2001年的卫生总费用进行实际测算,归纳模拟了医疗卫生资金分配结构的发展变化趋势。高广颖(2004)运用资金的实际使用法,通过《哈尔滨市卫生统计资料汇编》和《哈尔滨市统计年鉴》中的文献资料数据,实际测算了哈尔滨市2001年的卫生总费用数据。赵郁馨(2001)对亚洲国家卫生总费用和医疗卫生账户体系的已有研究进行了综述,得出了对中国的相关研究与实践工作具有重要指导意义的成果。翟铁民(2013)介绍了中国卫生费用核算小组利用SHA(2011)核算体系在天津市进行的实验研究,验证了SHA(2011)的可行性,并为SHA(2011)最终完善提供了宝贵经验。翟铁民(2015)将SHA(2011)的核算体系与我国实际情况进行对接,探讨在SHA(2011)框架下核算中国卫生费用的原则、方法与具体过程。王玮玉(2017)探讨SHA(2011)扩展维度本土化核算的一般性方法,并以资本形成账户为例进行本土化对接,提出具体核算方法与建议。张毓辉(2018)等通过对以健康为中心的卫生费用核算理念进行研究和框架构建,并基于此框架从各单一维度、交叉维度及多维度进行探索与实践。

另一类是由东北财经大学的蒋萍教授、江西财经大学的罗良清教授领衔的对卫生账户体系的研究。研究人员认为卫生总费用的数据收集和核算工作使用的基本方法是国民经济核算方法,也就是使用国民经济平衡账户进行综合平衡,该研究测算的核心总量指标不是卫生总费用,而是着眼于通过搭建医疗卫生账户体系与国民经济核算体系中心框架之间的衔接关系,构建卫生卫星账户,从而进行医疗卫生产出核算,并进一步进行医疗卫生部门的投入产出效率测算,例如,罗良清(2007)构建出适用于中国的医疗卫生账户体系,并且编制出医疗卫生行业的供给使用表和投入产出表等。陶春海(2010)利用DEA方法实际测算了中国医疗卫生行业的投入产出效率。陶春海(2016)选取了城市医疗卫生服务投入、产出和质量等共13项指标,基于模糊聚类分析对中国31个省(区、市)医疗卫生服务水平进行综合比较。孙凤(2018)采用2012年中国投入产出表测算了增加医疗卫生部门投入对产业部门的溢出效应。

(二)医疗卫生产出核算的思路与方法

自20世纪90年代以来,国内很多学者对医疗卫生服务产出核算的方法进行了大量的研究。许宪春(2004)认为,服务业的核算难题是一个世界性的普遍现象,其原因既包括服务业核算在整个国民经济核算中的地位,也包括不同核算体系(如MPS体系)所导致的影响。在现行的国民经济核算体系中,医疗卫生服务通常被界定为非市场服务,产出核算采用投入替代法,其基本思路是以医疗卫生活动的成本(包括劳动者报酬、中间消耗、固定资本折旧以及生产税减生产补贴)为基础,将所有相关成本求总和,同时假定相关政府部门、非市场服务提供机构和其他非营利机构的劳动生产率为零,即不存在营业盈余,这便是核算非市场服务所特有的方法。然而,国内外诸多核算经验显示,“以投入代产出”的核算方法存在着一系列弊端,例如,假定相关政府部门、非市场服务提供机构和其他非营利机构的劳动生产率为零,就使得上述部门和机构处在无效率工作的状态,这与正常的经济规律不相符,也是相关部门、机构和工作人员所不愿接受的;另外,以“投入”替代“产出”的思想,也与一般社会再生产的基本原理相违背。

针对医疗卫生服务产出“投入替代法”的局限性,金钰(2003)认为,可以通过三种途径对其加以完善:第一种是从医疗卫生服务产出的角度出发,通过物量指数加权的方式核算医疗卫生服务产出。具体做法是通过医疗卫生服务产出的基本分类,明确具体的服务产出指标,计算其物量指数,以此测算医疗卫生服务物量产出的变动情况,进一步对报告期医疗卫生服务的不变价价值量产出进行估算,权数选定为基期的产出价值;第二种是依然从投入的角度出发,但是,放弃生产率为零的假设,通过虚拟医疗卫生部门的生产率，对使用“投入替代法”的医疗卫生服务产出的测算结果进行调整，使用该方法的关键点是准确估算医疗卫生部门的生产率[①]；第三种是从病种病例分类的角度出发，由于服务的提供数量和提供质量是医疗卫生服务产出核算的基础，数量是提供给病人的治疗，质量是治疗后的效果，患者病情的差异，对治疗需求的差异，以及医生治疗的差异等，都会影响到医疗卫生服务的产出情况。因此，在进行医疗卫生服务产出核算时，应按照患者的病情、病例、年龄和性别等因素将患者分类，使在同一病种病例组合类别中的患者，在治疗过程中消耗的医疗卫生资源大体一致，这样便可弥补上述局限。

鉴于当前通过完整治疗核算产出在实践上的困难，针对如何构建完整治疗，蒋萍(2002)指出[②]：“在不注重病人治疗过程的情况下，只是将各类医疗卫生活动进行简单的加总，那么就会低估医疗卫生服务的物量指数，并且高估医疗卫生服务的价格指数”，所提出的解决对策是通过构建完整治疗核算医疗卫生服务的产出。同时，蒋萍(2003)针对非市场服务的产出核算问题，总结了现行核算方法存在的若干局限，提出从产出角度进行医疗卫生产出核算的思路。

王亚菲(2005)提出应通过构建“完整产品”的方法对医疗卫生服务产出进行准确核算，这是对原有方法的改进，并借助模拟数据验证了通过“完整产品”核算医疗卫生服务产出的可行性和有效性。

罗良清(2003)将医疗卫生服务的产出划分为直接产出和间接产出两部分，并界定了服务产出的核算范围，划分了服务产出的基本类型，进一步以教育服务产出为参照，探讨了医疗卫生服务产出的质量调整问题[③]。从实践角度上看，教育服务的质量调整可以归纳为两种方式：一种是仅考虑主要因

---

① 如果要计算不变价的医疗卫生服务产出，同样需要采用价格指数加以缩减。

② 根据完整治疗方法计算物量指数和价格指数的相关研究，请参阅：蒋萍，等. 完整产品价格指数与物量指数的计算思路[A]. 纪念新中国政府统计机构成立五十周年暨全国统计科学研讨会学术论文集[C]. 中国统计学会，2002.

③ 罗良清(2003)以教学服务产出为例，认为应从教学服务的供给方入手进行质量调整，而对需求方可不予考虑，最终归纳出影响教育服务产出质量的因素，包括学校规模、办学条件、教学手段和教学方法等。

素(指标);另一种是考虑多种因素,并整合为一个综合指标,并计算该指标的质量调整系数。实际上,这一质量调整思路同样可以应用于医疗卫生服务产出的核算过程。

罗良清(2005)针对我国现有的医疗卫生服务产出核算研究进行了总结与归纳,明确了医疗卫生服务产出核算的原则、原理、方法、账户和指标设置等问题。其中,研究指出:“沿用国外的病例组合体系核算中国的医疗卫生服务产出存在局限,应该考虑到中国的实际情况,构建融入中国医疗卫生体系核心要素的病例组合体系”,这一思路具有十分重要的现实意义①。另外,该研究从我国医疗卫生服务核算体系的现实出发,构建了相应的账户体系和指标体系。

(三)医疗卫生产出核算及其账户体系

该项研究在中国起步较晚,但现已被许多研究者关注。其中,罗良清(2007)根据SHA(2000)构建了中国的医疗卫生账户体系。罗良清等(2008)对医疗卫生产出核算体系做出研究,认为:建立科学的医疗卫生活动分类是构建医疗卫生产出核算体系的前提,设置完善的账户体系是开展医疗卫生产出核算的基础。陶春海等(2009)对中国卫生总费用核算体系的基本原则与框架进行了设计。

蒋萍等(2012)在总结SNA研究的最新进展时提到:“HSA是全口径医疗健康产业统计的概念,是SNA向中观经济领域延伸的重要突破,也是将中国国民经济核算研究与实践推向深入的重要方面。”高敏雪(2013)从SNA中心框架灵活应用的角度对SNA的演变和创新进行研究,指出:“对于SNA(2008)中心框架未能直接纳入的国民经济重大问题,通过转变问题分析的视角,改变部分基本属性和定义,并以卫星账户作为分析工具是SNA(2008)的重要拓展。”

① 具体的核算原则包括:按疾病的主要诊断情况,将所有类型的病例按大类划分,继而将病人在住院治疗期间的花费设定为因变量,将能够搜索到的与疾病治疗有关系的若干因素作为自变量,按AID对每个大类下的病例进行归组等。

近年来，作者主要在医疗卫生核算与HSA的构建与编制方面做了相应研究，指出："医疗卫生产业的规模与发展情况直接影响人民的健康水平，关系到社会的稳定与和谐发展，决定了医疗卫生体制改革的目标与方向，我国现行的医疗卫生统计体系受统计口径的制约，难以全面衡量医疗卫生产业对国民经济的贡献率与影响力。"因此，要在现行医疗卫生行业统计的基础上，着眼于新的统计视角，构建医疗卫生产业的全口径统计体系，主要举措是结合完善调查制度、建立HSA的数据采集体系并尽快实现中国的国民经济核算体系与SNA(2008)接轨。其中，涉及的基础研究内容覆盖医疗卫生服务业基本分类体系的设计、产出单位的构建、产出的质量调整、生产率的国际比较方法、医疗卫生行业购买力评价法的提出与阐释等(2010)，在此基础上，围绕HSA的构建做出理论框架的设计与实证分析，指出："HSA是完善现行医疗卫生统计体系的重要途径，是对ISIC4.0口径下医疗卫生服务统计的重要扩展，实现了对医疗卫生产业的全口径统计"(2013)；提出医疗健康产业的快速发展不仅是维护居民健康、提高人力资本的重要手段，也是保增长、调结构的重要措施和有效途径(2014)。并且，明确医疗健保产业分类内涵，从基本结构、生产范围以及核算角度等方面将ICHA-HP与ISIC做比较，重点探寻二者在上述方面存在差异的原因，得出可供中国参考和借鉴的内容，为中国开展全口径医疗卫生产业统计提供分类基础(2015)。同时，梳理了HSA的发展脉络，归纳OECD、Eurostat和World Bank等国际组织关于HSA的研究成果，总结德国HSA编制的实践经验，为中国HSA的完善与实践提出参考意见(2019)。

总体上看，国内学者对HSA的研究起步较晚，相关的研究成果较少，到目前为止，还没有建立起能够在中国开展全口径医疗卫生产出核算的账户体系。虽然作者现已对HSA进行多年研究，但也并未开展HSA的构建与实际编制工作。在此背景下，以国内外现有的理论研究为指导，以SHA(2011)为基础，从医疗健康产业整体出发，对概念替代等难点问题进行有效突破，构建出完整的HSA核算框架将是对已有研究的重要创新，是本书研究的重中之重。

综上所述，从理论研究角度看，HSA的建立涉及生产范围的明确、SHA(2011)与SNA(2008)的衔接、SHA(2011)现行账户体系的完善与补充等问题。其中，如何从生产角度建立医疗卫生活动的供给使用表和投入产出表等问题是目前相关理论有待完善的重点问题；从实际应用角度看，本书研究的主要目标只有一个：将HSA核算体系应用于中国的医疗卫生统计实践。实现这一目标需要将中国现行医疗卫生统计的相关分类和准则与国际标准相衔接，本书将对这一问题进行重点分析，并取得具有指导意义的结论。

第三章 中国医疗卫生经济的发展现状与统计体系

一、中国医疗卫生经济的发展现状

随着经济社会的发展，中国的医疗卫生经济在国民经济体系中具有越来越大的影响力，这对医疗卫生经济的测度也提出了较高的要求。通常，医疗卫生经济可以划分为两个层面：一是以医疗卫生行业为核心的经济体系，其中，医疗卫生行业依据国民经济行业的划分标准界定，即 GB/T4754-2011 中“卫生和社会服务业”下设的一个大类；二是以医疗健康产业为核心的经济体系，其中，医疗健康产业是指从产业链角度构建，与医疗卫生行业具有投入产出关系的各行业的集合。因此，本部分将从医疗卫生行业和医疗健康产业两个维度考察医疗卫生经济的发展现状。

（一）医疗卫生行业对国民经济的影响力逐年提升

本部分首先通过建立医疗卫生行业发展对中国经济增长贡献的模型，

结合投入产出分析的原理和方法,分别从生产过程、分配过程和增加值结构三个方面,对中国医疗卫生行业的产业结构状况进行分析;其次,运用后向关联系数与影响力系数,以及前向关联系数与感应度系数,从中国医疗卫生行业对相关行业的拉动作用和推动作用两个方面,对中国医疗卫生行业的产业关联作用进行分析。通过关联系数、横向与各产业的关联效应以及关联产业的类型等角度,得出医疗卫生行业发展对中国经济增长的贡献情况。

1. 医疗卫生行业的产业结构日趋优化

(1)医疗卫生行业生产过程的结构分析

中国的投入产出表每隔五年编制并公布一次,从国民经济各个部门之间的投入产出角度,反映其中的经济技术联系,体现在完整的经济产品生产过程中,各个部门之间的投入产出关系。对某一具体行业来说,投入产出表能够清晰地展现行业发展过程中的不同结构状况,图 3－1 展现了投入产出表中产品的生产过程与分配过程[①]。本部分的研究数据来自 2002 年、2007 年

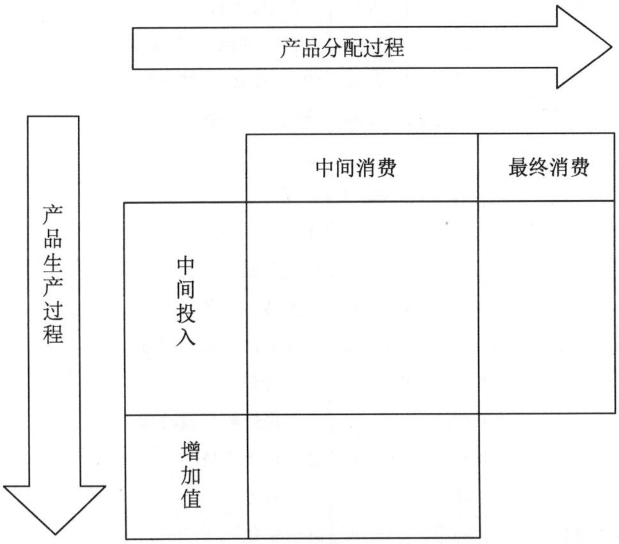

图 3－1　投入产出表中产品的生产过程与分配过程示意图

---

① 各行业在生产过程中的投入包括两个部分:初始投入和中间投入。初始投入也被称为增加值,初始投入来源于国民经济各个行业的产出,反映了某一产业在生产过程中对其他产业的依赖。

和2012年的中国投入产出表[①]。

表3—1为2012年中国139个行业的中间投入率和增加值率,2012年,

表3—1　2012年中国139行业中间投入率和增加值率表

单位:%

行　业	中间投入率	增加值率	行　业	中间投入率	增加值率
农产品	35.63	64.37	肥料	80.13	19.87
林产品	33.82	66.18	农药	79.73	20.27
畜牧产品	51.72	48.28	涂料、油墨、颜料及类似产品	84.09	15.91
渔产品	39.50	60.50	合成材料	81.48	18.52
农、林、牧、渔服务	53.28	46.72	专用化学产品和炸药、火工、焰火产品	82.51	17.49
煤炭采选产品	50.71	49.29	日用化学产品	76.71	23.29
石油和天然气开采产品	38.91	61.09	医药制品	74.18	25.82
黑色金属矿采选产品	61.32	38.68	化学纤维制品	85.07	14.93
有色金属矿采选产品	60.45	39.55	橡胶制品	80.35	19.65
非金属矿采选产品	54.91	45.09	塑料制品	81.17	18.83
开采辅助服务和其他采矿产品	59.08	40.92	水泥、石灰和石膏	75.17	24.83
谷物磨制品	83.87	16.13	石膏、水泥制品及类似制品	77.84	22.16
饲料加工品	82.61	17.39	砖瓦、石材等建筑材料	76.62	23.38
植物油加工品	82.51	17.49	玻璃和玻璃制品	75.06	24.94
⋮	⋮	⋮	⋮	⋮	⋮
卫生	57.28	42.72	教育	26.59	73.41
⋮	⋮	⋮	⋮	⋮	⋮
社会工作	34.19	65.81	研究和试验发展	61.06	38.94
新闻和出版	62.07	37.93	专业技术服务	61.69	38.31
广播、电视、电影和影视录音制作	45.77	54.23	科技推广和应用服务	70.47	29.53
文化艺术	46.10	53.90	水利管理	57.70	42.30
体育	44.92	55.08	生态保护和环境治理	57.39	42.61
娱乐	45.43	54.57	公共设施管理	58.94	41.06
社会保障	23.38	76.62	居民服务	42.60	57.40
公共管理和社会组织	40.46	59.54	其他服务	54.18	45.82

注:中间投入率=中间投入总计÷总投入;增加值率=增加值总计÷总投入。

① 2002年、2007年和2012年中国投入产出表分别包括123个部门、135个部门和139个部门。

中国医疗卫生行业增加值率为42.72%,中间投入率为57.28%,增加值率小于中间投入率。可见,医疗卫生行业的增加值率在各行业增加值率中的排名居于中低等水平。进一步分析发现,在全部139个国民经济行业中,中国医疗卫生行业的增加值率排名第110位,医疗卫生行业的中间投入率排名第30位,显示医疗卫生行业在生产过程中对于其他行业的依赖程度并不十分显著。

另外,中国医疗卫生行业的增加值率呈现快速上升的趋势。表3—2为中国2002年、2007年和2012年医疗卫生行业的中间投入率与增加值率。表3—2数据显示,中国医疗卫生行业的中间投入率与增加值率在不同年份存在一定程度的波动,中间投入率最高的年份为2007年(66.90%),中间投入率最低的年份为2002年(51.11%)。

表3—2　2002、2007和2012年医疗卫生行业中间投入率与增加值率表

单位:%

年　份	中间投入率	增加值率
2002	51.11	48.89
2007	66.90	33.10
2012	57.28	42.72

尽管不同年份的中间投入率与增加值率有所差别,但是,自2007年开始,中国医疗卫生行业的中间投入率呈下降趋势,增加值率呈上升趋势,其原因与国家从2006年开始实施新的医疗卫生体制改革存在一定的联系。

(2)医疗卫生行业使用角度的结构分析

医疗卫生行业的使用角度是指医疗卫生行业产出被各行业用于中间消耗和最终消费的结构状况,反映了医疗卫生行业产出的具体去向。表3—3为中国医疗卫生行业2002年、2007年和2012年的中间消耗率与最终消费率。

表3—3显示,从2002年、2007年到2012年,中国医疗卫生行业的最终消费率整体呈现逐渐上升趋势,2002年、2007年与2012年医疗卫生行业最

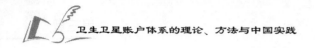

表 3—3 医疗卫生行业 2002、2007、2012 年中间消耗率与最终消费率表

单位:%

年 份	中间消耗率	最终消费率
2002	7.88	96.70
2007	9.25	94.57
2012	2.24	98.36

注:中间消耗率=中间使用总计÷总产出;最终消费率=最终使用总计÷总产出。由于总产出=中间使用+最终使用-进口+误差,因此,中间消耗率加上最终消费率不等于 1。

终消费率分别为 96.7%、94.57%和 98.36%,说明中国医疗卫生行业总产出有更大的比重用于自身的最终消费。

(3)医疗卫生行业增加值的结构分析

在投入产出表中,各行业的增加值可以分解为四个要素,分别是:固定资产折旧、劳动者报酬、生产税净额以及营业盈余。医疗卫生行业的增加值是反映在医疗卫生行业生产过程中创造的新增价值和固定资产转移价值的重要指标,是医疗卫生行业生产活动的最终成果。2012 年,中国医疗卫生行业增加值在各行业中的排名情况见表 3—4。

1)医疗卫生行业增加值在各行业中的排名情况

表 3—4 显示,2012 年,中国有 51 个行业的劳动者报酬占全部增加值的比重大于 50%,医疗卫生行业劳动者报酬占增加值的比重为 83.40%,在所有行业中排名第 10 位,显示了医疗卫生行业具有较高的劳动者报酬;2012 年,中国只有 2 个行业①的生产税净额占增加值的比重大于 50%,另有 12 个行业的生产税净额占增加值的比重小于 1%,医疗卫生行业生产税净额占增加值比重为 1.04%,在所有行业中排名第 125;2012 年,中国只有 1 个行业②的固定资产折旧占增加值的比重大于 50%,医疗卫生行业固定资产折旧占增加值的比重为 9.87%,在所有行业中排名第 89 位;2012 年,中国有 2 个行

① 烟草制品业,精炼石油和核燃料加工品业。

② 房地产业,占比 50.04%。

表 3—4　2012 年中国各行业增加值结构组成表

单位:%

行业代码	劳动者报酬	生产税净额	固定资产折旧	营业盈余	行业代码	劳动者报酬	生产税净额	固定资产折旧	营业盈余
01001	101.80	−6.11	4.31	0.00	26042	28.22	9.77	14.30	47.71
02002	101.45	−5.69	4.25	0.00	26043	33.18	11.96	21.53	33.33
03003	100.24	−4.62	4.38	0.00	26044	34.98	13.60	13.85	37.57
04004	100.38	−4.61	4.23	0.00	26045	22.18	21.28	19.36	37.19
05005	100.53	−4.71	4.18	0.00	26046	32.56	13.86	15.85	37.73
06006	50.85	20.77	8.66	19.72	26047	37.93	20.98	7.61	33.48
07007	20.18	30.14	12.47	37.21	27048	38.67	18.03	9.55	33.76
08008	46.73	19.51	11.27	22.49	28049	38.33	14.32	19.58	27.77
09009	34.44	15.54	11.55	38.48	29050	41.36	14.38	16.40	27.86
10010	35.32	28.80	10.93	24.95	29051	47.67	17.58	14.41	20.34
11011	74.22	14.85	9.21	1.71	30052	33.29	23.47	27.15	16.10
13012	28.02	16.08	20.54	35.36	30053	36.33	22.38	12.60	28.69
13013	33.50	19.69	8.38	38.44	30054	46.42	20.47	13.14	19.96
13014	25.01	27.23	9.91	37.84	30055	42.53	16.98	17.04	23.45
⋮	⋮	⋮	⋮	⋮	⋮	⋮	⋮	⋮	⋮
83131	83.40	1.04	9.87	5.69	82130	85.77	0.57	10.67	2.99
⋮	⋮	⋮	⋮	⋮	⋮	⋮	⋮	⋮	⋮
84132	89.37	0.63	8.37	1.64	73122	53.30	2.95	4.43	39.32
85133	52.82	8.36	10.85	27.97	74123	53.32	7.94	8.86	29.89
86134	53.43	9.52	13.14	23.90	75124	58.33	6.70	10.87	24.10
87135	71.22	1.87	15.95	10.96	76125	64.10	−0.66	28.13	8.43
88136	60.36	8.41	22.32	8.90	77126	66.86	−0.31	13.61	19.84
89137	44.08	10.01	20.73	25.18	78127	55.99	2.06	17.61	24.34
93138	87.97	−5.06	3.21	13.88	79128	73.13	6.86	4.27	15.74
90139	87.01	0.09	11.50	1.40	80129	59.81	10.88	6.35	22.97

注:1. 表中的行业代码分别对应中国 2012 年投入产出表的各行业;2. 表中的行业 83131 为医疗卫生行业。

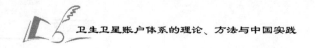

业[①]的营业盈余占增加值的比重大于 50%，医疗卫生行业营业盈余占增加值的比重为 5.69%，在所有行业中排名第 13 位。

2)医疗卫生行业增加值结构的动态变化情况

通过中国投入产出表(2002 年、2007 年和 2012 年)的比较分析可知，从 2002 年到 2012 年，中国医疗卫生行业增加值的结构变动较大：医疗卫生行业劳动者报酬的占比由 2002 年的 71.15%下降到 2007 年的 66.33%，随后上升到 2012 年的 83.40%；医疗卫生行业生产税净额的占比呈现逐渐下降趋势，由 2002 年的 1.65%上升到 2007 年的 3.64%，继而下降到 2012 年的 1.04%；医疗卫生行业固定资产折旧的占比呈现逐渐下降趋势，由 2002 年的 13.91%下降到 2007 年的 9.18%，然后上升到 2012 年的 9.87%；医疗卫生行业营业盈余的占比近年来呈现较大幅度的上涨趋势，数据显示，尽管医疗卫生行业营业盈余由 2002 年的 13.30%上升到 2007 年的 20.85%，但是，随后却迅速下降到 2012 年的 5.69%，显示出医疗卫生行业营业盈余状况未能得到很好地改善。

2. 医疗卫生行业的产业关联日渐加强

(1)产业关联作用介绍

基于投入产出分析方法中的产业关联系数测量医疗卫生行业与相关产业的关联效应，主要涉及医疗卫生行业的前向关联系数与感应度系数的测算，后向关联系数与影响力系数的测算，以及总效应系数的测算等。其中，医疗卫生行业的前向关联系数(或感应度系数)显示出医疗卫生行业生产最终产品的过程对国民经济其他行业的推动效果；医疗卫生行业的后向关联系数(或影响力系数)显示出医疗卫生行业生产最终产品的过程对国民经济其他行业的拉动效果。简单地说，医疗卫生行业的后向部门是所有提供给医疗卫生行业基础原材料的部门，前向部门是所有将医疗卫生行业产出作为中间使用的部门。医疗卫生行业前向部门和后向部门的衔接关系如图 3—2 所示。计算出后向关联系数后，将相应数值进行标准化，便得到影响力

① 货币金融和其他金融服务，占比 60.01%；废弃资源和废旧材料回收加工品，占比 92.28%。

系数，可用于将医疗卫生行业与其他行业关联作用的比较，同理，计算出前向关联系数后，将相应数值标准化，便得到感应度系数，同时，将后向关联系数和前向关联系数相加总便得到总效应系数。

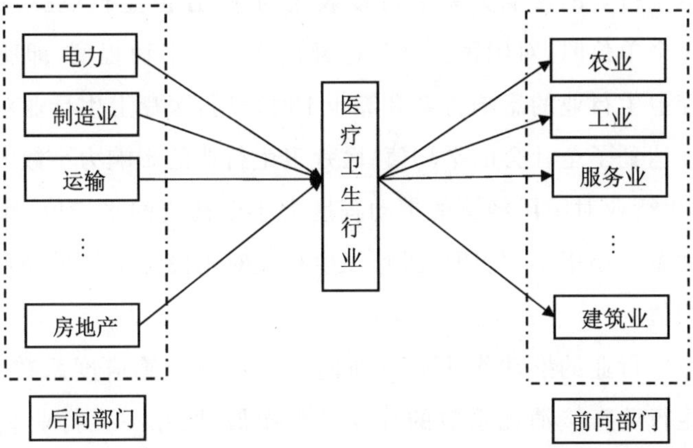

图 3—2　医疗卫生行业产业关联作用示意图

医疗卫生行业的拉动作用通过后向关联系数与影响力系数加以分析。医疗卫生行业的直接消耗系数可以解释为医疗卫生行业产出单位产品需要使用其他各个部门的产品数量，公式表示为：

$$a_{ij}=\frac{x_{ij}}{x_j}\quad (i,j=1,2,\cdots,n)$$

a_{ij} 为直接消耗系数（医疗卫生行业对第 i 行业），x_{ij} 为直接消耗量（医疗卫生行业对第 i 行业），x_j 为总产值（医疗卫生行业）。通常来说，医疗卫生行业的直接消耗系数（x_{ij}）与医疗卫生行业对第 i 行业的后向关联作用成正比。A 代表直接消耗系数矩阵。

$B=(I-A)^{-1}-I$，B 为完全消耗系数矩阵，令 $\bar{B}=(I-A)^{-1}$，则 $\bar{B}$ 代表完全需要系数，即 $\bar{b}_{ij}$ 表示医疗卫生行业的最终需求每增加 1 个单位，相应的第 i 行业总产出增加的数量。$\sum_{i}^{n}\bar{b}_{ij}$ 则代表医疗卫生行业的完全后向关联系数。

医疗卫生行业影响力系数的计算公式为：

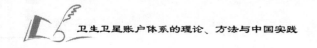

$$\delta_j = \frac{\frac{1}{n}\sum_{i}^{n}\bar{b}_{ij}}{\frac{1}{n^2}\sum_{i}^{n}\sum_{j}^{n}\bar{b}_{ij}}$$

医疗卫生行业的影响力系数可以表述为：医疗卫生行业提供的最终使用每增加1个单位时，对国民经济其他部门产生的带动程度，即所谓的拉动效应。医疗卫生行业的影响力系数等于1时表明：医疗卫生行业对国民经济的带动程度达到了全社会的平均值；医疗卫生行业的影响力系数大于1时表明：医疗卫生行业对国民经济的带动程度大于全社会的平均值；医疗卫生行业的影响力系数小于1时表明：医疗卫生行业对国民经济的带动程度小于全社会的平均值。

医疗卫生行业的推动作用通过前向关联系数与感应度系数加以分析。与医疗卫生行业直接消耗系数的计算过程相似，医疗卫生行业直接分配系数的计算公式为：

$$h_{ij} = \frac{x_{ij}}{x_i} \quad (i, j = 1, 2, \cdots, n)$$

直接分配系数矩阵表示为 H 。针对公式 $G = (I - H)^{-1} - I$ ，其中，G 为完全分配系数矩阵，$\bar{G} = (I - H)^{-1}$，那么 $\sum_{j}^{n}\bar{g}_{ij}$ 显示出医疗卫生行业的前向关联程度。

医疗卫生行业的感应度系数表达式为：

$$\theta_i = \frac{\frac{1}{n}\sum_{j}^{n}\bar{g}_{ij}}{\frac{1}{n^2}\sum_{i}^{n}\sum_{j}^{n}\bar{g}_{ij}}$$

θ_i 显示每多产出1个单位的增加值时，医疗卫生行业对国民经济其他部门产出的推动程度。医疗卫生行业的感应度系数等于1时表明：医疗卫生行业对全社会各行业的推动作用达到了各部门的平均值；医疗卫生行业的感应度系数小于1时表明：医疗卫生行业对全社会各行业的推动作用低于各部门的平均值；医疗卫生行业的感应度系数大于1时表明，医疗卫生行业对全社会各行业的推动作用大于各部门的平均值。

(2)医疗卫生行业对相关行业的拉动作用分析

1)医疗卫生行业对相关产业拉动作用的整体现状

表 3—5 2012 年医疗卫生行业对国民经济各行业的后向关联系数表

行　业	后向关联系数	行　业	后向关联系数
农产品	0.0903	鞋	0.0004
林产品	0.0027	木材加工品和木、竹、藤、棕、草制品	0.0048
畜牧产品	0.0467	家具	0.0004
渔产品	0.0033	造纸和纸制品	0.0189
农、林、牧、渔服务	0.0035	印刷品和记录媒介复制品	0.0088
煤炭采选产品	0.0266	文教、工美、体育和娱乐用品	0.0050
石油和天然气开采产品	0.0299	精炼石油和核燃料加工品	0.0393
黑色金属矿采选产品	0.0060	炼焦产品	0.0028
有色金属矿采选产品	0.0048	基础化学原料	0.0497
非金属矿采选产品	0.0031	肥料	0.0119
开采辅助服务和其他采矿产品	0.0032	农药	0.0030
谷物磨制品	0.0097	涂料、油墨、颜料及类似产品	0.0033
饲料加工品	0.0127	合成材料	0.0163
植物油加工品	0.0069	专用化学产品和炸药、火工、焰火产品	0.0181
糖及糖制品	0.0027	日用化学产品	0.0014
屠宰及肉类加工品	0.0037	医药制品	0.4559
水产加工品	0.0020	化学纤维制品	0.0085
蔬菜、水果、坚果和其他农副食品加工品	0.0052	橡胶制品	0.0052
方便食品	0.0003	塑料制品	0.0171
乳制品	0.0004	水泥、石灰和石膏	0.0012
调味品、发酵制品	0.0012	石膏、水泥制品及类似制品	0.0004
其他食品	0.0047	砖瓦、石材等建筑材料	0.0011
酒精和酒	0.0156	玻璃和玻璃制品	0.0092
饮料和精制茶加工品	0.0029	陶瓷制品	0.0007
烟草制品	0.0057	耐火材料制品	0.0014
棉、化纤纺织及印染精加工品	0.0441	石墨及其他非金属矿物制品	0.0019
毛纺织及染整精加工品	0.0020	钢、铁及其铸件	0.0069
麻、丝绢纺织及加工品	0.0015	钢压延产品	0.0163
针织或钩针编织及其制品	0.0018	铁合金产品	0.0010
纺织制成品	0.0054	有色金属及其合金和铸件	0.0158
纺织服装服饰	0.0122	有色金属压延加工品	0.0097
皮革、毛皮、羽毛及其制品	0.0014	金属制品	0.0148

表 3—5 续表

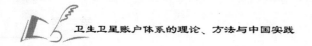

行　业	后向关联系数	行　业	后向关联系数
锅炉及原动设备	0.0009	批发和零售	0.0864
金属加工机械	0.0015	铁路运输	0.0063
物料搬运设备	0.0013	道路运输	0.0345
泵、阀门、压缩机及类似机械	0.0024	水上运输	0.0040
文化、办公用机械	0.0001	航空运输	0.0082
其他通用设备	0.0111	管道运输	0.0008
采矿、冶金、建筑专用设备	0.0028	装卸搬运和运输代理	0.0068
化工、木材、非金属加工专用设备	0.0009	仓储	0.0050
农、林、牧、渔专用机械	0.0011	邮政	0.0022
其他专用设备	0.0429	住宿	0.0063
汽车整车	0.0006	餐饮	0.0142
汽车零部件及配件	0.0111	电信和其他信息传输服务	0.0198
铁路运输和城市轨道交通设备	0.0006	软件和信息技术服务	0.0017
船舶及相关装置	0.0004	货币金融和其他金融服务	0.0564
其他交通运输设备	0.0019	资本市场服务	0.0021
电机	0.0022	保险	0.0030
输配电及控制设备	0.0054	房地产	0.0173
电线、电缆、光缆及电工器材	0.0078	租赁	0.0016
电池	0.0030	商务服务	0.0511
家用器具	0.0015	研究和试验发展	0.0051
其他电气机械和器材	0.0017	专业技术服务	0.0042
计算机	0.0053	科技推广和应用服务	0.0050
通信设备	0.0014	水利管理	0.0009
广播电视设备和雷达及配套设备	0.0001	生态保护和环境治理	0.0010
视听设备	0.0008	公共设施管理	0.0004
电子元器件	0.0179	居民服务	0.0057
其他电子设备	0.0011	其他服务	0.0078
仪器仪表	0.0050	教育	0.0033
其他制造产品	0.0017	卫生	0.0050
废弃资源和废旧材料回收加工品	0.0042	社会工作	0.0000
金属制品、机械和设备修理服务	0.0012	新闻和出版	0.0019
电力、热力生产和供应	0.0618	广播、电视、电影和影视录音制作	0.0010
燃气生产和供应	0.0021	文化艺术	0.0001
水的生产和供应	0.0017	体育	0.0000
房屋建筑	0.0001	娱乐	0.0019
土木工程建筑	0.0000	社会保障	0.0002
建筑安装	0.0000	公共管理和社会组织	0.0017
建筑装饰和其他建筑服务	0.0065		

注：医疗卫生行业对农产品的后向关联系数为 0.0903，表示医疗卫生行业最终消费增加 1 个单位，可以拉动农产品的总产出增加 0.0903 个单位，医疗卫生行业对其他行业的后向关联系数含义类似。

表 3—5 为 2012 年医疗卫生行业对国民经济各行业的后向关联系数表，分析表 3—5 可以发现：

首先，从行业关联的广度上看，除房屋建筑、广播电视设备和雷达及配套设备、土木工程建筑、社会工作、社会保障、建筑安装、文化、办公用机械、体育和文化艺术等行业外，医疗卫生行业几乎与其他所有的行业都有关联关系，对不同行业均存在一定程度的拉动作用，说明医疗卫生行业的产业链长、波及面广。

其次，从行业关联的类型上看，2012 年，医疗卫生行业对各行业的拉动作用排名前十位的行业分别为：医药制品、农产品、批发和零售、电力、热力生产和供应、货币金融和其他金融服务、商务服务、基础化学原料、畜牧产品、棉、化纤纺织及印染精加工品、其他专用设备等。可见，医疗卫生行业不仅对本行业具有很大的带动作用，同时也对制造业、批发零售业和金融服务型行业具有较大的带动作用。

2)医疗卫生行业对相关行业拉动作用的动态变化

选择 2002 年、2007 年和 2012 年中国投入产出表进行动态分析，经过动态分析发现医疗卫生行业对相关行业的拉动作用也发生了一定的变化，具体表现为以下两个方面：

首先，从医疗卫生行业关联效应的变动情况看，从 2002 年到 2012 年，医疗卫生行业对上下游行业的拉动作用明显增强。具体说来，医疗卫生行业后向关联系数由 2002 年的 1.31 上升为 2007 年的 1.45，进一步上升到 2012 年的 1.77，说明了 2012 年医疗卫生行业最终需求增加 1 个单位能拉动国民经济总产出增加 1.77 个单位。

其次，从医疗卫生行业对相关行业的拉到作用在各行业中的排序上看，医疗卫生行业对相关行业的拉动作用没有达到所有行业拉动作用的平均水平。具体来看，2002 年、2007 年和 2012 年医疗卫生行业的影响力系数分别为 0.80、0.87 和 0.89，均不到平均水平 1，但是，数值水平在稳步提高。

另外，从医疗卫生行业拉动行业的性质来看，从 2002 年到 2012 年，医疗卫生行业所关联的行业种类并没有发生大的变化，从 2002 年到 2012 年，医

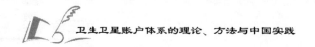

疗卫生行业关联产业主要集中在制造业、批发零售业和金融服务型行业等。

(3)医疗卫生行业对相关行业的推动作用分析

表 3—6　2012 年医疗卫生行业对国民经济各行业的前向关联系数表

行　业	前向关联系数	行　业	前向关联系数
农产品	0.0016	木材加工品和木、竹、藤、棕、草制品	0.0054
林产品	0.0026	家具	0.0046
畜牧产品	0.0027	造纸和纸制品	0.0067
渔产品	0.0015	印刷品和记录媒介复制品	0.0042
农、林、牧、渔服务	0.0087	文教、工美、体育和娱乐用品	0.0045
煤炭采选产品	0.0060	精炼石油和核燃料加工品	0.0094
石油和天然气开采产品	0.0029	炼焦产品	0.0067
黑色金属矿采选产品	0.0071	基础化学原料	0.0058
有色金属矿采选产品	0.0055	肥料	0.0053
非金属矿采选产品	0.0080	农药	0.0041
开采辅助服务和其他采矿产品	0.0039	涂料、油墨、颜料及类似产品	0.0049
谷物磨制品	0.0017	合成材料	0.0058
饲料加工品	0.0020	专用化学产品和炸药、火工、焰火产品	0.0047
植物油加工品	0.0020	日用化学产品	0.0041
糖及糖制品	0.0066	医药制品	0.0050
屠宰及肉类加工品	0.0037	化学纤维制品	0.0053
水产加工品	0.0027	橡胶制品	0.0042
蔬菜、水果、坚果和其他农副食品加工品	0.0024	塑料制品	0.0043
方便食品	0.0023	水泥、石灰和石膏	0.0073
乳制品	0.0030	石膏、水泥制品及类似制品	0.0077
调味品、发酵制品	0.0026	砖瓦、石材等建筑材料	0.0072
其他食品	0.0026	玻璃和玻璃制品	0.0089
酒精和酒	0.0023	陶瓷制品	0.0049
饮料和精制茶加工品	0.0034	耐火材料制品	0.0040
烟草制品	0.0014	石墨及其他非金属矿物制品	0.0056
棉、化纤纺织及印染精加工品	0.0036	钢、铁及其铸件	0.0056
毛纺织及染整精加工品	0.0031	钢压延产品	0.0071
麻、丝绢纺织及加工品	0.0032	铁合金产品	0.0052
针织或钩针编织及其制品	0.0037	有色金属及其合金和铸件	0.0053
纺织制成品	0.0048	有色金属压延加工品	0.0056
纺织服装服饰	0.0033	金属制品	0.0086
皮革、毛皮、羽毛及其制品	0.0063	锅炉及原动设备	0.0308
鞋	0.0070	金属加工机械	0.0089

表 3—6 续表

行　　业	前向关联系数	行　　业	前向关联系数
物料搬运设备	0.0080	铁路运输	0.0031
泵、阀门、压缩机及类似机械	0.0083	道路运输	0.0064
文化、办公用机械	0.0055	水上运输	0.0050
其他通用设备	0.0062	航空运输	0.0057
采矿、冶金、建筑专用设备	0.0089	管道运输	0.0575
化工、木材、非金属加工专用设备	0.0092	装卸搬运和运输代理	0.0045
农、林、牧、渔专用机械	0.0071	仓储	0.0038
其他专用设备	0.0099	邮政	0.0030
汽车整车	0.0087	住宿	0.0031
汽车零部件及配件	0.0042	餐饮	0.0021
铁路运输和城市轨道交通设备	0.0101	电信和其他信息传输服务	0.0019
船舶及相关装置	0.0065	软件和信息技术服务	0.0025
其他交通运输设备	0.0119	货币金融和其他金融服务	0.0038
电机	0.0115	资本市场服务	0.0022
输配电及控制设备	0.0083	保险	0.0076
电线、电缆、光缆及电工器材	0.0059	房地产	0.0010
电池	0.0042	租赁	0.0033
家用器具	0.0060	商务服务	0.0036
其他电气机械和器材	0.0100	研究和试验发展	0.0039
计算机	0.0044	专业技术服务	0.0036
通信设备	0.0054	科技推广和应用服务	0.0037
广播电视设备和雷达及配套设备	0.0092	水利管理	0.0075
视听设备	0.0046	生态保护和环境治理	0.0040
电子元器件	0.0045	公共设施管理	0.0038
其他电子设备	0.0042	居民服务	0.0048
仪器仪表	0.0080	其他服务	0.0038
其他制造产品	0.0048	教育	0.0045
废弃资源和废旧材料回收加工品	0.0016	卫生	0.0050
金属制品、机械和设备修理服务	0.0058	社会工作	0.0767
电力、热力生产和供应	0.0072	新闻和出版	0.0038
燃气生产和供应	0.0072	广播、电视、电影和影视录音制作	0.0052
水的生产和供应	0.0034	文化艺术	0.0062
房屋建筑	0.0075	体育	0.0297
土木工程建筑	0.0047	娱乐	0.0017
建筑安装	0.0046	社会保障	0.0098
建筑装饰和其他建筑服务	0.0039	公共管理和社会组织	0.0296
批发和零售	0.0032		

表3—6为2012年医疗卫生行业对国民经济各行业的前向关联系数表，分析表3—6可以发现：

首先，从关联系数来看，医疗卫生行业对国民经济各行业的影响力要明显大于对国民经济各行业的感应度。2012年，医疗卫生行业后向关联系数为1.77，医疗卫生行业前向关联系数为0.96。具体到各个行业来看，医疗卫生行业对各行业的前向推动作用绝大多数要小于医疗卫生行业对该行业的后向拉动作用。

其次，从与国民经济各行业的关联效应角度上看，医疗卫生行业对国民经济的感应度和影响力均小于国民经济其他行业对国民经济感应度和影响力的平均水平，但是，近年来，二者均呈现稳步上升的态势。

另外，从关联行业的类型来看，2012年，医疗卫生行业对国民经济其他行业带动作用前十位的行业分别为社会工作、管道运输、卫生、锅炉及原动设备、体育、公共管理和社会组织、其他交通运输设备、电机、铁路运输和城市轨道交通设备、其他电气机械和器材等。

（二）医疗健康产业已成为国民经济的重要支柱产业

医疗健康产业①又称医疗健保产业②、医疗保健产业和医疗卫生产业等。医疗健康产业是指“为社会公众提供医疗卫生服务和医疗卫生产品的生产活动的集合”，该产业具有“辐射带动产业广，吸纳就业人数多，拉动消费作用大”等特点，其快速发展不仅是维护居民健康、提高人力资本的重要手段，

① 医疗健康产业又称医疗卫生产业、医疗健保产业等，是医疗卫生生产活动的集合。2008年，Eurostat、OECD会同WHO将医疗健保产业所从事的生产活动定义为医疗卫生活动，并对其进行了科学、客观的归纳，即：“医疗卫生活动以增进公众健康为目的，包括医疗卫生服务和医疗卫生相关服务，以及为上述服务提供支持的各项生产活动”。中国国民经济核算体系（2016）指出：“确定一项活动是否应纳入医疗卫生核算范畴的标准有四个，按照重要顺序依次如下：一是活动的首要目标是提高和维持个人、部分人群及全体人群的健康状况，预防健康水平恶化，减轻疾病影响；二是活动执行过程中应使用医疗及卫生知识和技术，或在具备上述知识的人或机构的监督下开展的活动，或是卫生行政管理和筹资功能；三是居民对卫生保健货物和服务的最终消费；四是卫生保健货物和服务交易。”

② 2013年7月9日，国家统计局统计科学研究所召开“医疗健保产业分类及行业指标推算研究”课题专家研讨会，会议上首次提出并使用“医疗健保产业”这一名称。

也是保增长、调结构的重要措施和有效途径。数据显示，目前我国的医疗健康产业已经形成并初具规模，已经成为国民经济新的增长点和重要的支柱产业。

1. 从生产角度看，医疗健康产业对国民经济的影响力逐年提升

根据中国投入产出表数据估算，2002 年，医疗健康产业的增加值为 2692.04 亿元，到 2007 年，该指标的数值达到 5841.38 亿元，年均增长速度为 16.76%，占 GDP 的比重由 2.27%上升到 2.32%。其中，医疗卫生服务行业的增加值从 1914.89 亿元增长到 3550.11 亿元，年均增长速度为 13.14%，而该产业中其他行业的增加值从 777.14 亿元增长到 2291.26 亿元，年均增长速度为 24.14%。由此可见，我国医疗健康产业的增速较快，并且非医疗卫生服务部分的增速要更快些。

2. 从最终消费角度看，社会公众对医疗卫生服务和医疗卫生产品的需求量持续增加

随着医疗保障覆盖面的扩大和保障水平的提高，一方面，社会公众对医疗卫生服务的需求量持续增加：2011 年，各类医疗卫生机构的入院人数达到 1.53 亿人，比上年增加 0.11 亿人（增长 7.9%），总诊疗人次数达到 62.7 亿人次，比上年增加 4.3 亿人次（增长 7.4%）；另一方面，社会公众对药品、医疗专用设备和器械等医疗卫生产品的需求量也呈现出快速增长的趋势：2001 年，城镇居民和农村居民家庭人均医疗保健支出分别为 343.3 元和 96.6 元，到 2011 年，相应指标数值增长到 969.0 元和 436.8 元，年均增长速度分别为 12.2%和 18.3%，其中，药品消费支出占比较大，并且增长较快。

3. 从产业政策与结构调整角度看，医疗健康产业进一步发展的空间较大

卫生总费用的发展规律显示，随着一国经济发展水平的不断提高，卫生总费用占 GDP 的比重应该逐渐增大。2010 年，低收入国家卫生总费用占 GDP 的比重平均为 6.2%，高收入国家该比重平均为 8.1%。从 2005 年到 2010 年，我国卫生总费用虽以年均 18%的速度增长，超过了 GDP 的增长速

度，但是，直到2011年，我国卫生总费用占GDP的比重为5.1%，低于同为发展中国家的巴西(9%)和印度(8.9%)的发展水平。另外，直到2011年，我国的卫生人员数量为861.6万人，虽然2005年到2010年的平均增长速度为5.2%，远高于就业人员的增长速度(0.38%)，但是，截止到2012年，我国的医护人员仍有1200多万人的缺口。早在2009年，财政部、原卫生部等五部委就已经联合印发了《关于完善政府卫生投入政策的意见》，其中明确指出："我国政府应加大医疗卫生投入，逐步提高卫生总费用占GDP的比重。"以上各因素预示着我国医疗健康产业还有相当大的发展空间。

二、中国医疗卫生经济统计体系的测度问题

ISIC是国民经济生产活动的统计分类标准，其现行的版本是ISIC4.0，该分类体系从全社会产品生产的角度，根据生产活动的同质性，将国民经济整体划分为若干个行业。根据SNA既定的核算规则可知，ISIC是SNA核算范围划分的基础，即SNA的核算过程是ISIC口径下的行业核算。因此，ISIC口径下医疗卫生统计的范围是医疗卫生服务行业，特指ISIC4.0中"卫生和社会工作"门类下的"卫生"大类。

但是，从广义上讲，医疗健康产业指医疗卫生活动的集合，Eurostat(2008)将医疗卫生活动定义为："为增进公众健康提供的医疗卫生服务和医疗卫生相关服务，以及为开展上述服务提供支持的产品生产活动"[①]，由此可见，医疗健康产业不仅包括医疗卫生服务的提供，还包括医疗卫生实物产品的生产。根据中国投入产出表(2007)可知，医疗卫生产业涉及的国民经济行业大类多达90余个，其增加值主要分散在农业、工业、商业、交通运输业和医疗卫生服务业等多个行业。

因此，ISIC口径下的医疗卫生服务统计难以将医疗卫生产业的增加值

① http://www.who.int/nha/sha_revision/input_documents/SHA_Submitted_doc_unit2_ZH.pdf.

从国民经济的各个行业中完全细分并汇总出来，即无法反映医疗卫生产业的全貌。总体上看，ISIC 口径下的医疗卫生服务统计主要存在以下三点局限。

第一，未能反映属于第一产业的医疗卫生生产活动。第一产业中的农业、畜牧业和渔业为医疗卫生产品的生产提供了大量的原材料，例如，西药制品中用到的辅料（玉米等农产品）、中药制剂中用到的农牧产品和动植物等。中国投入产出表数据显示，2007 年和 2012 年，第一产业对医疗卫生服务行业的总投入分别为 58.9 亿元和 57.8 亿元，其中，农业占绝大部分，投入数量分别为 58.2 亿元和 54.1 亿元。

第二，未能反映属于第二产业的医疗卫生生产活动。2012 年，第二产业中总共有 63 个行业对医疗卫生服务行业提供了中间投入，总投入累计达到 9313.7 亿元，其中，医药制造业和其他专用设备制造业的投入数量较大，分别为 7305.3 亿元和 725.9 亿元。说明第二产业中不仅包括了医疗卫生生产活动，而且该活动的规模庞大，对医疗卫生产业乃至整个国民经济都具有非常显著的影响。

第三，对属于第三产业的医疗卫生生产活动反映不全面。在第三产业中，除医疗卫生服务行业外，医疗卫生产业还包括与医疗卫生生产活动相关的批发零售业、交通运输业和餐饮业等行业。2012 年，第三产业对医疗卫生服务行业的总投入为 2226.6 亿元，其中，批发零售业、餐饮业和交通运输业的投入数量较大，分别为 780.5 亿元、64.8 亿元和 262.3 亿元。

鉴于医疗健康产业快速发展的新形势，以及现行医疗卫生行业统计的局限性，建议我国尽快开展 HSA 的编制与应用工作，对医疗健康产业开展全口径统计，以摆脱传统行业统计的束缚，将医疗健康产业的各组成部分从国民经济各行业中剥离出来，从而对医疗卫生生产活动进行无遗漏地统计，以摸清医疗健康产业的家底。

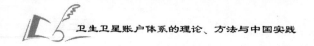

三、中国医疗卫生统计体系的发展重点

鉴于中国医疗卫生统计体系的现状和发展阶段，提出通过完善中国现行医疗卫生行业分类体系、构建中国全口径医疗健康产业分类体系以及扩展中国医疗卫生总费用核算体系等三个方面作为中国医疗卫生统计体系下一步的发展重点。

（一）完善中国现行医疗卫生行业分类体系

1. 明确中国的医疗卫生行业分类与 ISIC4.0 中医疗卫生行业分类的差异

中国在制订国民经济行业分类（GB/T4754-2011）时，将 ISIC 分类体系作为其重要的参考依据，同时，又具有中国的特殊性。在 ISIC4.0 分类体系中，门类 Q（人类卫生和社会工作活动）包含了完整的医疗卫生行业分类，但是，在 GB/T4754-2011 分类体系中，医疗卫生行业分类并没有被单独列出，而是与社会福利业和社会保障业融合在一起，三者共同被纳入门类 Q 下设的大类 Q85 中[①]。因此，GB/T4754-2011 和 ISIC4.0 分类体系关于医疗卫生行业的划分存在一些差异，主要表现为，在 GB/T4754-2011 分类体系中，“社会保障业”隶属于门类 Q，但是，在 ISIC4.0 分类体系中，“社会保障业”被纳入门类 L[②]；另外，GB/T4754-2011 对各类细分项目的解释还不够详细。上述差异导致按中国的 GB/T4754-2011 统计得到的医疗卫生行业数据与按照 ISIC4.0 分类体系统计得到的相应数据不具有直接的可比性，二者具体的差异见表 3－7。

① 大类 Q85 下设 11 个中类和 17 个小类。

② 在 ISIC4.0 分类体系中，门类 L 为“公共管理、国防和强制性社会保障”。

表 3—7　中国医疗卫生行业分类与 ISIC4.0 中医疗卫生行业分类的对照表

中国的医疗卫生行业分类	ISIC4.0 中的医疗卫生行业分类
Q 卫生、社会保障和社会福利业	Q 人类卫生和社会工作活动
85 卫生	86 人类卫生活动
851 医院	861/8610 医院活动
8511 综合医院	862/8620 医疗及牙科活动
8512 中医医院	690/8690 其他人类卫生活动
8513 中西医结合医院	87 提供住宿的护理活动
8514 民族医院	871/8710 提供住宿的护理机构
8515 专科医院	872/8720 给智力发育迟缓、心理健康和药物滥用者提供住宿的护理活动
8516 疗养院	
852/8520 卫生院及社区医疗活动	873/8730 给老人和残疾人提供住宿的护理活动
853/8530 门诊部医疗活动	879/8790 其他的提供住宿的护理活动
854/8540 计划生育技术服务活动	
855/8550 妇幼保健活动	
856/8560 专科疾病防治活动	
857/8570 疾病预防控制及防疫活动	
859/8590 其他卫生活动	

2. 对中国的国民经济行业分类(GB/T4754-2011)进行调整

考虑到医疗卫生行业对国民经济发展的突出作用,认为有必要将医疗卫生行业单独作为 GB/T4754-2011 分类体系中的一个大类列出,或者将“社会保障业”从门类 Q 中剔除,将门类 Q 转变为“卫生和社会福利业”,这样便可保证 GB/T4754-2011 分类体系中的门类 Q 与 ISIC4.0 分类体系中的门类 Q 具有一致性,同时,还要进一步明确门类 Q 中各个子类的内涵。相对于 ISIC4.0 分类体系而言,中国的 GB/T4754-2011 分类体系对医疗卫生行业小类的阐释仍不够明确,因此,建议加强 GB/T4754-2011 分类体系对门类 Q 中子类的阐释,使医疗卫生行业分类具有更强的可操作性。

3. 将中国的医疗卫生服务机构分类国际化

根据医疗卫生体系的特点和实际情况,中国依据机构分类法将医疗卫生服务的供方划分为七类医疗卫生机构[①]，由于中国与 OECD 国家的基本医疗卫生制度不同，导致中国的医疗卫生机构分类与 ICHA-HP 分类仍然存在较多差异。因此，建立既能够进行国际比较，又兼具中国特色的医疗卫生机构分类至关重要，具体思路如下：一是根据 ICHA-HP 的分类项目，扩展医疗卫生机构分类的范围。与 ICHA-HP 相比，中国的医疗卫生机构分类不全面，有部分医疗卫生服务的供方未被纳入其中，因此，有必要将中国的医疗卫生机构作出全面的梳理与归类；二是使医疗卫生机构分类与 ICHA-HP 分类的具体类别相对应。例如，在 ICHA-HP 分类中，牙医被单独列出成为一类，但是，在医疗卫生机构分类中，牙医则被纳入医疗机构之中。

(二)构建中国医疗健康产业分类体系

2004 年，国家统计局制订并公布了《文化及相关产业分类》，该分类体系从文化产业全口径统计的角度，基于国民经济行业分类标准，将全口径文化产业的范围作出界定[②]。参考这一分类体系的设置，在充分借鉴 ICHA-HP 分类体系的基础上，建议由国家统计局研发并发布医疗健康产业分类体系，为医疗健康产业领域相关问题的核算与分析提供完整的框架。本研究在第六章构建了医疗健康产业分类体系，由于仅是初步的尝试，势必会存在某些局限，相信随着后续研究的不断深入，医疗健康产业分类体系的设置会进一步完善。现阶段，本研究建议在后续研究中，研究者要着重从医疗健康产业全口径统计的视角出发，核算范围不能局限于现行 GB/T4754-2011 分类体系中的医疗卫生行业，还要兼顾医疗卫生行业的相关行业以及扩展行业[③]。

---

① 分别为：医疗机构、护理保健机构、门诊医疗卫生服务提供机构、药品零售和其他医用商品提供机构、公共医疗卫生服务提供机构、卫生行政管理和健康保险管理机构以及其他机构。

② 文化及相关产业分类包括核心层、外围层以及相关文化产业层。设定该分类体系的目的是全面考察文化产业，将与原有文化行业相关的上、下游行业都包括在内，充分体现了行业随社会生产力发展演变的规律。

③ 设置医疗健康产业分类体系，同时转变思考问题的角度，这样，在后续进行关于医疗卫生产出的相关问题研究时，就不能仅局限于医疗卫生服务行业本身，同时也要纳入医疗健康产业的“相关层”和“扩展层”的产出，分层次、总分结合看问题。

(三)扩展中国卫生总费用核算体系

SHA(2011)的修订使医疗卫生费用核算的维度得以拓展,在此背景下,为了与SHA(2011)接轨,中国也要扩展卫生总费用核算体系,基本思路是:将依据ICHA-HC、ICHA-HP和ICHA-HF分类界定的核算体系作为核心医疗卫生费用核算体系,在此基础上,将对社会公众健康状况产生影响的其他各类因素,以及影响社会公众健康结果的各类因素也融入医疗卫生费用核算体系的核算范畴之中,从而构建出扩展的医疗卫生费用核算体系。在上述基本思想的指导下,同时兼顾中国医疗卫生总费用核算体系能够与其他国际标准相比较的基本要求,建议在中国现行医疗卫生总费用核算体系中,纳入健康决定因素的费用核算,以及对影响健康结果因素的费用核算等。

第四章 HSA的内涵与相关概念

一、HSA的内涵

在明确SNA(2008)中心框架与HSA基本结构和主要特点的基础上，提炼出HSA的基本内涵，主要体现在从核算对象、生产范围和分类体系等三个方面对SNA(2008)中心框架的扩展与补充。

(一)HSA是SNA(2008)的必要补充

国民经济核算体系(SNA)是以中心框架的账户体系为核心，辅之以卫星账户为必要补充，并以其他相关内容为拓展，是一整套兼顾科学、灵活和完整等特点于一体的宏观经济核算账户。SNA(2008)账户体系的基本构成如表4—1所示。

表 4—1　SNA(2008)账户体系的构成及特点汇总表

结　构	账户序列	主要特点
中心账户	经常账户 积累账户 资产负债账户 货物和服务账户 国外账户	核算对象是完整的国民经济体;针对宏观经济层面进行分析;主要目标是生产活动的核算;缺陷是无法衡量社会的发展状况
卫星账户	旅游卫星账户 环境核算 卫生卫星账户 未付酬住户活动 非营利机构卫星账户 交通运输卫星账户	核算对象是特定行业或特定领域,以相关行业或相关领域为核心;生产范围可以与中心框架一致,也可以有所扩展;是中心框架的重要补充,为中观层面问题的分析提供了途径;核算角度仍旧侧重生产
其他	人口和劳动力 资本服务 投入产出	与国民经济统计中心框架无关,但是,仍然是国民经济核算国际组织和相关领域专家组的重要工作内容

国民经济核算的中心框架具有内在完整性,整个中心框架在很大程度上融合为一体,从宏观经济层面和生产活动角度反映国民经济的生产成果。然而,卫星账户从中观经济层面或行业统计角度对不同行业的生产活动进行测度,卫星账户使得国民经济核算体系具备了灵活性。其他部分则是国民经济核算体系的重要补充,它们并不属于国民经济核算体系的核心部分,而是国民经济核算体系的延伸,其所纳入的内容都与国民经济核算体系存在着特定的联系。

HSA 从社会公众的医疗卫生需求角度出发,建立卫生保健功能分类,将全部医疗卫生保健货物与服务的生产活动纳入核算范围;从卫生保健活动提供者的角度出发,建立卫生保健提供机构分类,将核算主体定位于医疗卫生行业及其相关的行业,其中不仅纳入了医疗卫生服务行业,同时也纳入了医疗卫生产品的生产、销售和原材料的生产行业。可以说,HSA 实现了对医疗健康产业的全口径核算，是对SNA(2008)中心框架在医疗卫生核算领域的重要补充。

(二)HSA将核算对象锁定在“医疗健康产业”

通常，人们极易将“医疗健康产业统计”与“医疗卫生服务统计”的概念相混淆，并在对医疗健康产业的分析过程中，使用医疗卫生服务的相关统计指标加以替代，结果导致医疗健康产业的经济价值被低估，进而无法准确衡量其对国民经济的贡献率和影响力。产生此谬误的主要原因是：长期以来，人们已经形成了将医疗卫生统计与医疗卫生服务联系在一起的思维定式，即一提到医疗卫生统计，人们自然想到的就是以医疗卫生服务为核算对象。然而，完整的医疗卫生统计包括三个层面：第一层面是医疗卫生事业统计，其中包括众多并非专门对接于SNA(2008)的医疗卫生服务指标；第二层面是隶属于SNA(2008)中心框架的医疗卫生统计，即ISIC4.0口径下的医疗卫生服务统计；第三个层面是医疗健康产业统计，其核算对象既包括医疗卫生服务业，也包括医疗卫生关联产业。因此，通过SNA(2008)中心框架只能获得医疗卫生服务业的统计数据，而无法获得医疗健康产业整体的统计数据。目前，虽然可以利用投入产出数据估算医疗健康产业的产出和增加值，但由于投入产出表大多是每隔几年编制一次，并且存在时滞和数据缺失等问题，所以，利用投入产出表也并非医疗健康产业核算的最佳途径。

实际上，ISIC4.0口径下的“医疗卫生服务业”是从生产角度定义的，而“医疗健康产业”是从需求角度定义的，反映的是社会公众的医疗卫生需求。从需求角度看，SNA(2008)中心框架并未建立相应的分类体系，这便是SNA(2008)中心框架无法进行医疗健康产业统计的深层次原因，同时也是中心框架的局限之所在。因此，只有立足于中观经济[①]统计视角，构建独立于SNA(2008)中心框架的HSA，并将其核算对象锁定在“医疗健康产业”，才能够将医疗卫生服务活动，以及医疗卫生实物产品的生产、销售和原材料的

① 中观经济是指国民经济活动在某一特定领域的展开。从中观经济角度看，国民经济某些重点领域的生产活动往往涉及多个国民经济行业。

生产等活动纳入同一核算框架，从而弥补现行医疗卫生服务统计在核算范围方面的局限，实现对医疗卫生活动的全口径统计。

(三)HSA将生产范围延伸到“辅助活动”和“无酬服务”

ISIC4.0口径下的医疗卫生服务统计不仅遵循SNA(2008)中心框架的核算规则，而且遵循其概念模式，因此，二者的生产范围具有一致性。但是，对于卫星账户的生产范围而言，SNA(2008)给出了不同的阐释，即：“通过与SNA中心框架的生产范围相比较，可以将现有的卫星账户分为两大类：一类是生产范围与中心框架一致，称为内部卫星账户，一类是生产范围与中心框架不一致，称为外部卫星账户。内部卫星账户在核心概念方面与SNA中心框架一致，例如，环境核算和旅游卫星账户等；外部卫星账户以对SNA概念的替代为基础，生产范围会发生一些变化。”①HSA被SNA(2008)界定为外部卫星账户，原因是HSA在SNA(2008)中心框架生产范围的基础上，又纳入了以下两部分内容：

1. 职业医疗卫生保健服务

根据Eurostat(2008)对医疗卫生活动的界定，可将其内容细分为三部分：一是作为基层单位的主要活动；二是作为基层单位的次要活动；三是作为基层单位的辅助活动。其中，主要活动和次要活动包括在SNA(2008)中心框架的生产范围内，但是，对于辅助活动，SNA(2008)指出：“当一些经济活动以辅助活动的形式存在，并仅限于为本单位的主要活动或次要活动提供支持时，SNA不视其为独立的基层单位，其生产活动被视为本单位的中间消耗。”②SNA(2008)中心框架对辅助活动采取这一处理方式的原因是：首先，ISIC4.0并未建立关于辅助活动的专门分类，导致辅助活动及其相关产品不能以独立产品的形式出现；其次，辅助活动用于对主要活动或次要活动提供支持，相对于国民经济总体而言，其产出价值较小。因此，ISIC4.0口径下的医疗卫生服务只包括作为主要产品或次要产品提供给第三方的服务，

① SNA(2008)：29.5，29.6。

② SNA(2008)：5.36，5.37。

而将职业医疗卫生保健服务视为辅助活动，并将其产出视为中间消耗。

但是，从卫星账户角度看：首先，职业医疗卫生保健服务广泛存在于基层单位之中，其产出具备一定的规模；其次，HSA 的目的是对医疗卫生活动进行全口径核算，并了解医疗卫生活动及其产出情况的全貌，实现该目标不仅需要将次要活动从主要活动中分离出来，而且需要识别和确定医疗卫生辅助活动。因此，职业医疗卫生保健服务是医疗卫生产业的重要组成部分，有必要将其纳入 HSA 的生产范围。

2. 住户无酬护理服务

住户部门提供的家庭护理服务是“无酬服务”，主要指“住户为家庭其他成员的健康提供的没有货币报酬的护理服务”。SNA(2008)中心框架将为住户自身最终消费提供的全部服务作为住户部门的非市场性生产，不计入其生产范围[①]，因此，家庭成员之间相互提供的、用于家庭内部最终消费的护理服务不能在 SNA(2008)中心框架中体现。但是，有必要将住户无酬护理服务纳入 HSA 的生产范围，原因有两点：一方面随着科技的进步，生产力水平不断提高，社会经济在快速发展，原有的家务劳动已经开始显现出社会化的趋势。在此状态下，住户部门的无酬服务对整个国民经济体系的影响力在逐渐增强，其已经不能够自成体系；另一方面通过住户部门的无酬劳动所提供的各类服务是全社会所必需的，对提升社会福利水平有极其重要的意义，无酬服务不仅可以由家庭成员自行提供，也可以通过雇佣家庭护理服务人员来提供。因此，住户选择自行提供，还是对外付费雇佣，这对国民经济整体核算具有较大影响。

另外，住户无酬服务虽然不以市场价格提供，但是，此类服务的大部分可以在市场中寻找到替代服务，因此，住户无酬服务同样可以进行估价，价格来源于市场上的同类服务。实际上，在现行的国民经济核算实践中，已经纳入了很大一部分的家庭自我供给性质的生产活动，例如，农户留作家庭消费的农副产品、住户自有住宅的虚拟服务，上述生产活动的价格也是参考市

---

① 付酬住户护理服务和自有住房者提供的自给性住房服务除外。

场上同类生产活动的价格来估价。虽然，这种估价的方式在处于逐渐研究和完善的阶段，但是，住户无酬服务在理论上是应该纳入国民经济核算范围内的。同时，住户无酬护理服务数量庞大、具有经济意义，其提供过程伴随着各种生产要素的投入，并且，该服务的生产同样是在机构单位——住户的控制和负责下进行的，与按市场价格购买的住户护理服务类似，服务的提供，收入的形成以及使用的形成应该具有一致性。因此，从医疗卫生活动全口径核算的角度看，HSA的生产范围应该包括住户无酬护理服务。

（四）HSA将SNA中心框架下的分类体系重新组合

科学、完整的分类体系是构建HSA核算框架的基础，也是实现HSA分析功能的前提条件。HSA的基本分类包括医疗卫生功能分类、活动分类和产品分类等，需要说明的是上述分类与SNA(2008)中心框架相应的分类不同，主要区别是：首先，由于医疗卫生活动是从需求角度定义的概念，只有通过功能分类才能够将其从国民经济的各个行业中剥离出来并汇聚成一个整体，因此，HSA以功能分类为核心，并由功能分类派生出活动分类和产品分类；其次，HSA基本分类的建立以SNA(2008)中心框架下相应的分类为基础，但需要对其进行重新组合，即根据HSA的分析功能，建立以医疗健康产业为主体的分类体系。

1. 医疗卫生功能分类

从支出角度看，购买医疗卫生货物和服务，并为医疗卫生领域投入资金的机构部门包括住户、政府、为住户服务的非营利机构(NPISH)和企业。根据支出目的，SNA(2008)中心框架为上述四个机构部门设置了专门的功能分类，依次为：个人支出目的分类(COICOP)、政府职能分类(COFOG)、为住户服务的非营利机构支出目的分类(COPNI)和生产者支出目的分类(COPP)。医疗卫生功能分类(ICHA-HC)的构建以SNA(2008)中心框架下机构部门的功能分类为基础，具体内容细分为个人医疗卫生货物和服务、公共医疗卫生服务和医疗卫生相关货物和服务三类。其中，COICOP中的大类06、中类13.2和14.2分别列示了由住户、政府和NPISH支付的个人医

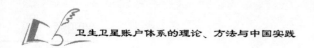

表 4－2 ICHA-HC、COICOP、COFOG 和 COPNI 中的交叉分类表

ICHA	医疗卫生服务的功能	COICOP 住户	COICOP NPISHs	COICOP 政府	COFOG	COPNI
	ICHA-HC 是 SNA(2008)编码的主要组成部分					
HC.1	医疗护理服务					
	HC.1.1 住院病人医疗护理	06.3	13.2.7	14.2.7	07.3	02.3
	HC.1.2 日间医疗护理	06.3	13.2.7	14.2.7	07.3	02.3
	HC.1.3 门诊病人的医疗护理	06.2	…	…	07.2	02.2
	HC.1.3.1 基础医疗和诊断服务	06.2.1	13.2.4	14.2.4	07.2.1	…
	HC.1.3.2 门诊病人的牙科治疗	06.2.2	13.2.5	14.2.5	07.2.3	02.2.2
	HC.1.3.3 所有其他的专科医疗卫生服务	06.2.1	13.2.6	14.2.4	07.2.3	…
	HC.1.3.9 所有其他的门诊医疗护理	06.2.3	13.2.6，(13.2.4)	14.2.6，(14.2.4)	07.2.4，(07.2.1)	02.2.2
	HC.1.4 家庭医疗护理服务	06.1.2，(06.1.3)	13.2.4，(13.2.7)	14.2.6	07.2.4，(07.3)	02.2
HC.2	康复医疗护理服务					
	HC.2.1 住院病人的康复护理	06.3	13.2.7	14.2.7	07.3	02.2.3
	HC.2.2 日间病例的康复护理	06.3	13.2.7	14.2.7	07.3	02.2.3
	HC.2.3. 门诊病人康复护理	06.2.3，(06.2.1)	13.2.6，(13.2.4)	14.2.6，(14.2.4)	07.2.4，07.2.1	02.2.3
	HC.2.4. 家庭康复护理服务	06.2.3	13.2.6	14.2.6	07.2.4，(07.3)	02.2.3，(02.3)
HC.3	长期护理服务					
	HC.3.1 住院病人长期护理	06.3	13.2.7	14.2.7	07.3	02.3
	HC.3.2. 日间病例的长期护理	06.3	13.2.7	14.2.7	07.3	02.2.3
	HC.3.3 长期护理:家庭护理	06.3，(06.2.3)	13.2.7，(13.2.6)	14.2.7，(14.2.6)	07.3，(07.2.4)	02.2.3，(02.3)
HC.4	医疗卫生辅助服务					
	HC.4.1 临床化验室的服务	06.2.3，(06.2.1)	13.2.6	14.2.6	07.2.4	02.2.3
	HC.4.2 影像诊断服务	06.2.3，(06.2.1)	13.2.6	14.2.7	07.2.4	02.2.3
	HC.4.3 病人运送和急救服务	06.2.3，(06.3)	13.2.6，(13.2.7)	14.2.7，(13.2.7)	07.2.4	02.2.3，(02.3)
	HC.4.9 所有其他各种辅助服务	06.2.3	13.2.6	14.2.6	07.2.4	02.2.3

疗卫生货物和服务，主要包括治疗服务、康复保健服务、辅助性医疗卫生服务和用于门诊病人的医疗卫生货物等，具体内容见表4－2。COFOG中的大类07和COPNI中的大类02分别列示了由政府和NPISH支付的公共医疗卫生服务、医疗卫生相关货物和服务等，主要包括预防和公共医疗卫生服务、医疗卫生管理、保险和医疗卫生机构的资本形成等；COPP主要列示了由企业支付的医疗卫生相关货物和服务，主要包括医疗卫生从业人员的教育和培训、医疗卫生研发和相关产品、医疗卫生相关现金福利的提供和管理等。

2. 医疗卫生活动分类

根据经济活动的性质，可以将医疗卫生活动分为特征活动和关联活动两类。医疗卫生特征活动是指在医疗卫生领域内具有典型性的活动，其生产情况被更多地关注。在ISIC4.0中，医疗卫生特征活动具有完整的分类项目，包括"卫生和社会工作"门类下的小类8412（医疗卫生管理活动）、8430（强制社会保障活动）、8610（医院活动）、8520（医疗和牙科治疗活动）和8690（其他人体健康活动）等；医疗卫生关联活动是指在医疗卫生领域内不具有典型性的活动，其与特征活动之间的供给和使用情况被更多地关注。在ISIC4.0中，医疗卫生关联活动分布广泛，涉及国民经济的多个行业，例如，"制造业"门类下的小类2100（医药制造活动）、3250（医疗用品制造活动）等。需要指出的是，由于关联活动中的辅助活动不被纳入SNA（2008）中心框架的生产范围，因此，ISIC4.0中并没有对应的分类，HSA的解决途径是建立专门的辅助活动分类项目。

3. 医疗卫生产品分类

SNA（2008）指出："对任何所关注的领域而言，起点是确定该领域特有的产品。"[①]与医疗卫生活动分类相对应，HSA将医疗卫生产品分为特征产品和关联产品两类，具体分类项目以中心框架下的CPC为基础。医疗卫生特征产品主要指医疗卫生服务、医疗卫生公共管理服务、医疗卫生教育服务和研发等，在CPC分类中，特征产品主要分布在小类9112、9131、9311、9312

① SNA（2008）：29.59。

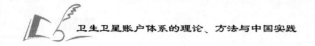

和9319中；医疗卫生关联产品主要指病人的运输、药品和医疗器械等，在CPC分类中，关联产品主要分布在中类342、352、481和子类53129、71320中。同样，对于医疗卫生辅助活动所对应的关联产品，HSA建立了专门的分类项目[①]。

二、HSA的相关概念

(一)医疗卫生服务的物量产出

目前，大部分国家都采用投入替代法核算医疗卫生服务的产出，所谓投入替代法，即使用医疗卫生服务的生产成本之和，也就是中间消耗、雇员报酬、固定资本消耗、其他生产税(减生产补贴)之和来核算医疗卫生服务产出的一种方法。但是，使用医疗卫生服务的成本替代产出，势必存在一些局限，例如，改变了医疗卫生服务产出的性质，将剩余产品的价值锁定为零，特别是将医疗卫生部门的生产率也锁定为零，这与实际情况严重不符。现阶段，世界各国的医疗卫生支出不断增加，并且医疗卫生支出占GDP的份额也在持续增长，各国政府和公民都需要了解医疗卫生资金是否得到合理、充分地利用，充分解释这一问题需要借助多面的信息，尤其是医疗卫生服务生产率方面的信息，只有生产率处于较高水平，才能够说明医疗卫生支出使用的高效、科学和合理。因此，有必要将医疗卫生服务的投入和产出分别加以明确，这就需要从产出角度对医疗卫生产出进行直接、准确地核算。

1. 医疗卫生服务的投入、过程、产出和结果

(1)医疗卫生投入

医疗卫生投入由医疗卫生服务提供过程中所使用的资源构成，包括医疗人员与非医疗人员的工作时间、药品、能源和其他购买的投入品，以及所

① SHA(2011)：PP.463－496。

使用的设备等。这些资源可以应用于各种医疗卫生活动，例如，初级治疗、医院活动以及公共卫生活动等。

(2)医疗卫生过程

医疗卫生过程是一种使用资源的活动，目的是使患者受益。从某种程度上说，医疗卫生过程使病人直接受益；或者说，当过程直接与治疗相对应时，所提供的医疗卫生服务构成了医疗卫生投入活动的产出。在医疗卫生服务中，医疗卫生过程包括手术、诊断检验、门诊治疗、医疗诊察以及个人的预防和咨询等。但是，医疗卫生过程的数量不能够准确核算医疗卫生服务产出，特别是当医疗卫生过程仅能反映部分治疗，或医疗卫生过程发生质量变化时，核算结果就更加不准确。

一些医疗卫生过程(例如，禁烟运动等公共卫生及预防性的医疗卫生活动)，具有公共产品的特征，不仅对整个社会有益，同时也对个人有益。但是，对此类公共服务的产出进行核算却存在相当大的困难。

(3)医疗卫生产出

医疗卫生服务的产出核算可以分为价值量核算与实物量核算两类，对于价值量核算而言，可以通过均衡价格与交易数量的乘积计算医疗卫生服务的价值量，各类服务的价值量之和就是总产出。医疗卫生服务是非市场服务，没有均衡价格，不能直接得到总价值量，因此需要寻找有经济意义、能够替代均衡价格的权数。一般有两种处理方法：一是参考价格，即参照特殊医疗卫生服务和私立医疗卫生服务同类型的医疗卫生服务价格；二是成本估算，即把医疗卫生活动中所发生的各种费用(例如，医护人员及管理人员的劳动报酬、医疗器械折旧、低值易耗品、办公费用等)分类加总，求出每类服务的单位成本，同时虚拟其营业盈余，例如，在此基础上加上“社会平均营业盈余”。这样，用参考价格或成本对各类医疗卫生服务的物量进行加权就可以得到医疗卫生服务的总产出。

医疗卫生服务产出核算的难点在于实物量核算。医疗卫生服务物量产出的定义是指：个人所接受的、具有明确特征群的、对新产品(服务)和质量变化进行调整的完整治疗数量。换句话说，医疗卫生产出的核算应对价格、数量以及质量的变化进行区分。例如，观测到的某种疾病治疗价格的变化反映了固定治疗投入的价格变化，以及必要投入量的变化，还反映出对结果(例如，存活率、患者的生活质量)产生影响的新药或新治疗过程的发展和应用，或者反映出上述各种因素的同时变化(Abraham，Mackie，2005)。尽管核算单项医疗卫生服务的产出是有可能的，但是对各项医疗卫生服务的产出进行汇总则是一件复杂的事情。表 4—3 列示了根据 ICHA-HP 及 ISIC4.0 划分的医疗卫生服务产出，其中，只有 ISIC4.0 中的 Q85“医疗卫生和社会活动”中的生产者被包括在该表内。也就是说，该表不考虑该分类以外的药品零售、医疗保险以及其他的生产活动。表 4—3 的第三列给出了详细的数量指标，这些指标可用于对产出的数量进行加总。

表 4—3　各类型医疗卫生服务物量产出单位列表

分　　类	ICHA-HP/ISIC(4.0)	产出数量	是否使用市场价格
医院	HP. 1		
急救医院	HP. 1. 1 8511	DRGs ICDs	在一些国家中
精神疾病及药物滥用医院	HP. 1. 2 8511	ICDs	
专科医院(不包括 HP. 1. 2)	HP. 1. 2 8511	DRGs ICDs	
疗养院及提供住宿的护理机构	HP. 2		
护理机构	HP. 2. 1 8519/8531	资源使用组(RUGs)，包括：根据护理水平进行划分的、经过质量调整的住院天数；根据护理水平进行划分的、没有经过质量调整的住院天数；接受同质治疗服务的住院天数	
治疗智障、心理疾病及药物滥用的提供住宿的机构	HP. 2. 3 8519/8531	治疗病例的数量	
老年人社区护理机构	HP. 2. 3 8519/8531	提供服务的数量	

表4—3续表

分　类	ICHA-HP/ISIC(4.0)	产出数量	是否使用市场价格
所有其他的提供住宿的护理机构	HP.2.9 8519/8531	SHA	
急救提供者	HP.3		
医生诊察	HP.3.1 8512	门诊病人分类系统,DBCs,各种GP(全科医生)的服务,或各种类型的专家服务	在一些国家中
牙科诊察	HP.3.2 8512	病人诊察次数	是
其他医生诊察	HP.3.3 8519	病人诊察次数	在一些国家中
其他门诊就诊	HP.3.4 8519	病人诊察次数	在一些国家中
家庭计划中心	HP.3.4.1 8519	病人诊察次数	
门诊病人心理疾病和药物滥用的治疗中心	HP.3.4.2 8519	病人诊察次数	在一些国家中
独立的救护治疗中心	HP.3.4.3 8519	病人诊察次数	在一些国家中
透析医疗中心	HP.3.4.4 8519	病人诊察次数	
门诊病人的其他多种专业与合作服务中心	HP.3.4.5 8519/8531	病人诊察次数	
医疗和诊断化验室	HP.3.5 8519	化验次数	在一些国家中
家庭医疗卫生服务	HP.3.6 8519/8531	病人诊察次数	
医疗卫生救护服务	HP.3.9 8519	病人诊察次数	
救护服务	HP.3.9.1 8519	病人诊察次数	在一些国家中
血液及器官储备库	HP.3.9.2 8519	就诊次数	
所有其他的医疗卫生救护服务	HP.3.9.9 8519	病人诊察次数	

(4)医疗卫生结果

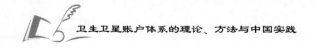

医疗卫生行业的产出核算存在着难题，首先，医疗卫生服务是非市场服务，即不存在市场，且服务的价格不显著；其次，医疗卫生产出核算受到服务结果的影响，另外，除了医疗卫生服务影响结果之外，社会经济因素（例如，收入、收入分配、就业、教育等）、行为因素（例如，吸烟、饮食、锻炼、卫生清洁等）、环境因素（例如，住房、水、污染等）以及个人因素（例如，遗传、年龄和性别等）还在影响着结果。

实际上，“结果”描述了由消费者进行评价、并受到货物和服务的供给影响的一种状态，例如，健康状况。健康状况的变化不仅受到医疗干预的影响，而且还受到许多其他因素的影响，例如，病人的性格、生活方式等。应该注意到，在医疗卫生的相关文献中，结果的定义比较狭隘，仅包含由医疗卫

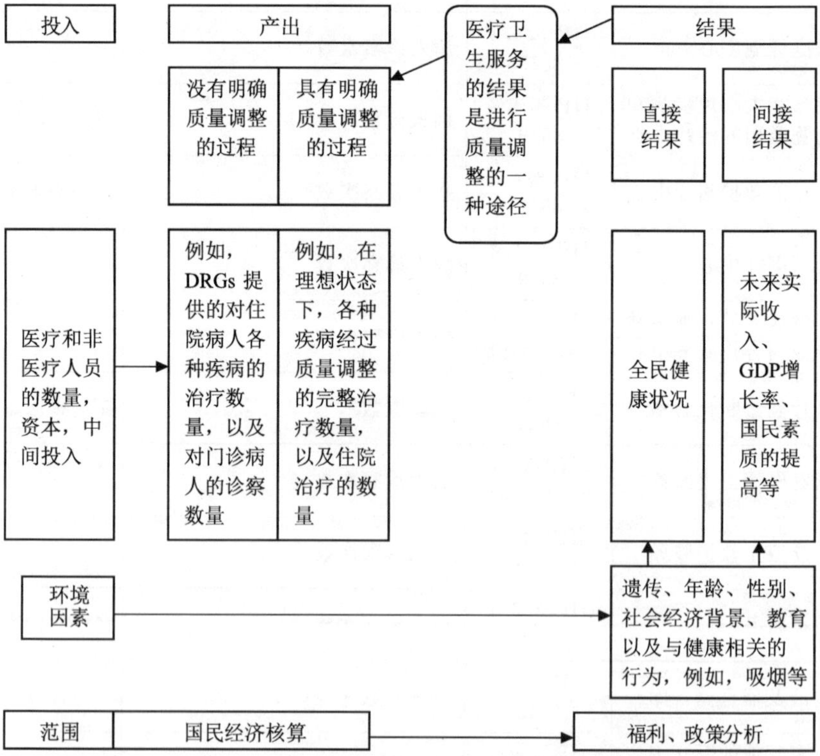

图 4—1　医疗卫生投入、产出和结果示意图

生服务引起的健康状况的变化。医疗卫生服务的投入、产出和结果之间的关系如图 4－1 所示。

2. 医疗卫生服务产出的测算方法

(1)完整治疗

医疗卫生服务产出的理想核算方法应以完整治疗为核算单元,以反映完整的、且经过质量调整的治疗层次为基础。完整治疗是一种途径,通过该途径患者可以跨越医疗卫生行业的不同机构,以获得对某种疾病或某种状态的完全的、最终的治疗。跨医疗卫生体系运用完整治疗方法的一个例子是髋关节置换手术[①],在此例中,完整治疗方法意味着要加总所有的与医疗干预相关的产出(或过程),无论是在医院接受的初级护理服务(例如,全科医生和专科医生的服务),还是在康复中心接受的服务。因此,使用这种方法需要收集众多医疗卫生服务提供者的产出数量数据。

通常,医疗卫生活动的物量核算使用单一的指标,例如,医院的床日数,或经价格缩减后的投入指标等。但是,完整治疗强调的重点是医疗卫生体系的整体协调,而不是单项治疗。Triplett(2001)指出:“我们不应仅关注资金的来源和去向,更应关注资金使用所对应的服务。”着眼于整个医疗卫生体系,完整治疗核算的焦点问题在于,临床实践的治疗过程会发生变化,导致医疗卫生服务的成本也在不断变化,这种变化需要在物量核算中加以体现。例如,随着医疗卫生服务质量的改变,以前白内障治疗需要手术和长期的住院治疗,而现在通过门诊手术治疗即可。因此,在疾病治疗物量产出的核算过程中,如果医疗卫生产出不变,则由治疗方式的改变引起的治疗成本下降可以通过价格下降来调整。

目前,完整治疗仍未应用于医疗卫生核算实践,其原因如下:

一是 SNA(2008)指出:“医疗卫生服务活动产出的汇总过程等于各种类型的医疗卫生服务提供者(部门)的产出相加总。”也就是说,如果在治疗的全过程中医疗卫生服务有相同的提供者(部门)时,才可以利用完整治疗的

① 详见:OECD. Towards Measuring Education and Health Volume Output:An OECD Handbook [M]. Paris:OECD Publishing,2007.

途径进行核算,如果医疗卫生服务的提供者(部门)(例如,住院和门诊服务)不同时,则没有简单的方法来核算每种医疗卫生服务的提供者对病人健康状况改善的贡献。

二是康复系统的大部分数据不能与跨医疗卫生机构的个人治疗相衔接,因而不能通过构建完整治疗进行核算。完整治疗的应用要求医疗卫生支出(或投入价值)和所接受医疗卫生服务的完整数据,这要求病人的就医记录能够在医疗卫生活动和机构间相衔接,但是,目前即便在同一个医疗卫生机构内,完整治疗所需数据也并不能较好地衔接。

三是对于急性病来说,完整治疗的整个过程具有明确的起点和终点,但是,对于慢性病来说,并不可以识别治疗的起点和终点。例如,大多数的老年疾病,以及诸多精神类的疾病都需要经过长期的治疗,因此,该类疾病的完整治疗并不具备清晰的界限。

四是在医疗卫生服务的提供过程中,使用的药品通常被纳入住院服务的总成本中,并不作为门诊服务来单独加以核算,这也是估算总产出的一个复杂之处。

(2)疾病成本

疾病成本(Cost of Illness,COI)也是核算医疗卫生服务产出的一种方法,与完整治疗法不同的是,COI借助国际疾病分类体系(International Categories of Diseases,ICD),按疾病的种类进行产出核算。该方法的基本原理是将各类治疗的平均消耗与其平均成本相乘来估算总成本,并以此来替代该项治疗服务的产出(Heijink,2006)。

目前,世界范围内已经有一些国家[①]将COI账户纳入其国民卫生核算体系,并展开深入的研究工作。在以市场为基础的医疗卫生体系中,具有各类医疗卫生服务的市场价格,或者价格是显著的,因此,某种疾病的成本能够通过该疾病的价格指数进行缩减,以核算该疾病的物量产出。例如,Cutler(2001)已经估算了心脏病治疗的价格指数,该指数能够用于对疾病的成本

① 澳大利亚、加拿大、法国、德国、日本、荷兰、西班牙、瑞典、英国和美国。

进行缩减，进一步通过对各种疾病的成本进行汇总，能够估算医疗卫生服务的总产出。

在以非市场为基础的医疗卫生体系中，由于医疗卫生服务的非市场服务属性，各类服务的市场价格无法获得，或者价格是不显著的，因此，进行医疗卫生物量产出汇总时，收集COI所需的数据具有相当大的难度。虽然，在非市场医疗卫生体系中，缺少市场价格，不能编制价格指数，但是，Berndt(2006)指出："医疗卫生服务的实际产出可以通过COI账户得到，即通过医疗过程的成本对医疗过程的数量(例如，心脏搭桥手术的数量、阑尾切除手术的数量、或流行性感冒的注射数量)进行加权得到。"这也意味着当价格指数不适用时，COI方法将是核算医疗卫生服务产出的理想选择。

(3)DRGs

DRGs是一种以新型的住院病人归类方法为基础的预付款制度，它是以病人的特征及所接受的治疗措施为基础而组成的一种病例组合方案。这一分组方法不仅有效地控制了美国医疗卫生费用的上涨，同时也使医院的经营管理趋于完善，并为医疗卫生核算奠定了分类及核算基础。DRGs是医学上的基本分类，包含23种主要的诊断种类，将病人按照诊断情况归入这23种诊断种类中的一个相应类别，每个诊断相关组的病例性质相似，提供的治疗服务差别不大，医疗卫生费用也差不多。按照诊断相关组系统对住院医疗服务类型进行分类，测算医院的产出时，一所医院大概提供600～1500种不同类型的完整住院治疗服务[①]。

Schreyogg(2006)指出："DRGs分类体系存在一些缺陷，其中并没有包括精神类的医院和机构，也没有包括其他的慢性病或长期护理服务。"荷兰、加拿大、澳大利亚等国家都做出了相应的研究，开发了适合本国的病例组合体系，用以对医院服务进行层次划分，分类体系的开发主要依托ICDs，或病人年龄分组体系(例如，荷兰)[②]。其中，荷兰独立地研发了病例

---

① 医院提供住院治疗服务的类型取决于所使用分类方法的细化程度。

② 荷兰使用本国特有的HDR体系，即"出院登记"体系，并根据ICD 9-CM(国际疾病分类临床修正版)对每种治疗进行分类，共分为7000余个层次。

组合体系，为由医院、门诊治疗和日间护理机构所提供的医疗活动及医疗干预的完整集合，荷兰病例组合体系相对于 DRGs 体系具有更为详细的分类，因为 DBCs 体系将年龄、性别、过程和并发症等参数都考虑进去。另外，加拿大医疗卫生信息学会研发了日间过程组（Day Procedure Group, DPG），DPG 是一种有关急救医院收治病人的国家分类体系，DPG 的核心在日间手术方面。

从目前的实际应用过程来看，DRGs 的优点在于其为构建完整治疗提供了一套医疗卫生活动，例如，治疗的过程、康复治疗和长期护理等。DRGs 仍旧存在着一些问题，例如，不存在国际通用、可以进行国际比较的 DRGs；部分 OECD 和欧盟成员国并未使用 DRGs 体系①；有些国家仅仅将 DRGs 体系应用于部分医院；DRGs 并没有包括所有的住院服务，例如，DRGs 没有包括精神类医院和康复治疗机构②，也没有包括慢性病或长期护理机构。

尽管 DRGs 存在一些局限，但是，DRGs 的确为核算中短期住院服务的产出提供了最优的选择。就潜在的国际比较而言，使用 DRGs 计算医院的产出是当前最好的选择。在国家层面上，根据 DRGs 计算的单个医院的产出信息能够用于总产出的核算。总产出的核算是使用相对成本权数对单个 DRGs 的出院数量加权来完成的。欧盟统计手册（2001）指出："DRGs 能够很好地反映治疗组合中的变化，但却难以计量单项治疗的质量变化。"因此，有必要通过质量调整来反映治疗质量的变化。

除此以外，对于某些治疗服务还可以使用住院天数、门诊病人的诊察次数（或就诊次数）以及化验次数等作为基本产出单位。医疗卫生服务物量产出数量基本划分标准如表 4－3 所示。

3. 医疗卫生服务的质量调整

医疗卫生服务的最终目标是改善人们的健康状况，所以，人们越来越关注医疗卫生服务的质量。在核算医疗卫生服务的物量产出时，如果一种医

---

① 只有奥地利和意大利将 DRGs 覆盖到所有的医院服务，包括精神类治疗服务、康复治疗和长期护理等。

② 精神治疗和康复治疗的汇总倾向于使用住院天数。

疗卫生活动与其替代活动相比，对医疗卫生结果的贡献更多，则说明这种医疗卫生活动具有更高的综合质量。

医疗卫生服务的质量是指为个人和全民提供的医疗卫生服务增加期望医疗卫生结果(Heath Outcome)的可能性，以及医疗卫生服务与现有专业知识相符合的程度。该定义包括了治疗过程的质量和治疗结果的质量两个方面，也就是说，在治疗过程中应考察治疗方法是否正确选择以及疗效如何；在治疗结果中应考察治疗过程之后的健康改善情况及效果。通过对医疗卫生服务质量的界定可知，医疗卫生服务产出的质量调整应分别考虑过程和结果双重因素的影响，也就是选择一些有代表性的过程指标和结果指标作为质量调整指标。

(1)利用过程指标进行质量调整

可以根据与专业标准的吻合程度来确定是否对病人进行了恰当的治疗，并以此对过程的质量进行判断。医疗的专业标准由临床试验或临床证据发展而来，并通过医疗实践与实证基础相符合的程度来评定医疗过程的质量。例如，医疗过程的质量指标包括65岁以上老年人流感疫苗的注射率、糖尿病患者视网膜检测率和结肠癌筛检率等。

利用医疗卫生服务过程指标进行的质量调整需要一个反映按国家和疾病划分的服从率，该比值的变化(包括正向变化或者逆向变化)反映了由新治疗方法的引入以及现有医疗实践的进步而引起的医疗实践和医疗程序的变化，例如，Schuster(2005)通过对美国预防医疗研究的结果进行平均后，发现50%的人接受了推荐治疗；通过对急救治疗的研究，发现70%的病人接受了推荐治疗。Schuster(2005)进一步提到："了解完全遵循指导时所取得的医疗成果是非常重要的，但是，也没有必要把100%的服从率作为公共医疗卫生服务的目标，因为医疗卫生服务还要考虑到个体的差异和偏好的问题。"

(2)利用结果指标进行质量调整

医疗卫生服务的质量还包括医疗卫生服务对卫生结果的影响。通过结果的变化可以对医疗卫生服务的物量产出进行相应的调整，这种调整应能够反映医疗卫生体系对卫生结果的边际贡献。需要注意的是，患者健康状况的改善受到诸多因素的影响，不仅包括医疗卫生服务的影响，还包括许多其他因素的影响，例如，病人的性格、生活方式等。在进行质量调整时，要对各种影响健康状况的因素进行甄别，排除来自非医疗体系的各种因素对健康状况的影响。

所以，卫生结果的含义是指直接由医疗卫生服务引起的健康状况的改善，这种改善就是衡量医疗卫生服务质量的标准。例如，存在针对某疾病的两种治疗，如果其中一种治疗使得患者健康状况的改善更大，则说明这种治疗的质量更高。常用的结果指标包括癌症存活率、哮喘病死亡率和中风死亡率等。

4. OECD 国家的实践经验

2006 年 6 月，Eurostat 和 OECD 要求其成员国采用产出法核算医疗卫生服务的物量和价格，并且要求各成员国提供有关医疗卫生服务分类的详细信息，以及各类医疗卫生服务的数量和质量指标。最初有 9 个 OECD 成员国①采用了产出法，之后又有 5 个成员国②在 2006 年底也已经使用产出法。为了国际比较的需要，其他的欧盟国家③也在之后的若干年内陆续使用产出法。目前，澳大利亚和新西兰使用产出法已有一段时间，这两个国家在公立和私立医院中都应用了 DRGs 体系，即在所有的医院中都使用产出法。在 OECD 国家中，荷兰、挪威和英国的在采用产出法的过程中积累了一些值得借鉴的经验。

(1)荷兰④的实践经验

在荷兰，有关临床和日间治疗产出指数的计算方法以“出院登记”(Hospital Discharge Registration，HDR)数据为基础，构建产出指数主要利用出

① 澳大利亚、奥地利、芬兰、法国、意大利、荷兰、新西兰、西班牙和英国。

② 捷克、希腊、匈牙利、立陶宛和挪威。

③ 不包括丹麦。

④ Antonio G. ，Chessa，Foske J. ，Kleima. 荷兰在医疗卫生产出核算和劳动生产率测算方面的经验[C]//OECD/ONS 教育和医疗卫生非市场产出核算研讨会，2006 年 10 月，伦敦.

院病人的相关数据，包括：出生日期[①]、DRGs和住院治疗的天数[②]，其中，每次出院都被计为一次治疗[③]。为了使计算的物量指数有意义，需要将出院数在不同的组之间进行汇总，根据ICD分类体系的中类来反映诊断，这样就产生了大概1000个诊断组。并且，对于大多数诊断而言，年龄和住院治疗的时间是不独立的，所以，出院数仍需根据年龄再次进行分组。数据分析表明，根据7个年龄组（0岁，1～14岁，14～44岁，45～59岁，60～69岁，70～79岁，80及80以上）划分出院数是有意义的。因此，在HDR中，个人治疗被分成大约7000个诊断（年龄）组。

在荷兰，每五年进行一次疾病成本的研究。但是，这一研究所提供的价格不适合作为诊断或年龄组的权数，因为疾病成本研究的时间间隔较长，并且大约是延迟两年后才出版，同时，该研究不能提供现价，也不能按照每年的权数进行再调整。这就出现了一个问题，因为在国民经济核算体系中，具有年度调整权数的拉氏指数更多地应用于物量产出的核算中。“疾病成本研究”中每项治疗的价格大概为住院治疗价格的85%左右。分析表明，用疾病成本研究的价值进行加权和用住院治疗的天数进行加权得到了相似的物量指数。这些发现使人们用住院天数作为诊断（年龄）组的权数，住院天数可以在每年的HDR中获得。另外，物量产出的年度变化可以通过计算诊断（年龄）组的物量指数来获得，即通过每一组中住院治疗的天数占前一年所有组中住院治疗总天数的比例来进行加权。

HDR只包含临床和日间治疗。然而其他的服务，例如，门诊服务、心理治疗服务、康复治疗服务、门诊出生率、血液透析和血栓诊疗等则不需要在HDR中登记，原因是门诊服务被量化为诊疗数量，在可用的数据中，诊疗数量并不仅仅与各种类型的专科医生有关，所以，荷兰构建一种基于未来两年诊疗总数的物量指数，上述其他医疗卫生服务的物量也被量化为治疗或服

① 以出生日期为基础，构建年龄组合。

② 临床和日间治疗是不同的，临床治疗持续的时间至少需24个小时，而日间治疗持续的时间小于24个小时。

③ 日间治疗也是一次出院。

务的数量，精神治疗和康复治疗与日间治疗有关，血栓诊疗服务的物量用每年采血的数量计算。连续几年新产品的增加和产品的变化阻碍了上述医疗卫生部门产出物量指数的发展，尤其是自 2003 年以来，在疗养院、敬老院和家庭护理等方面表现得较为突出。但是，上述部门的主要产出在不同的年份是可以追溯的，因此，可以核算服务的产出指数。

荷兰的疗养院和敬老院等其他医疗卫生部门的产出物量指数也在研发过程中，在其他部门中使用产出法是有可能的，因为这些部门的详细产出和预算数据都是可以获得的。每个部门的主要产出在不同的年份是可以追踪的，这是计算总产出指数的核心。但是，对新产品的物量产出进行整合还是具有很大的挑战性，也是需要进一步研究的问题。

(2)挪威①的实践经验

挪威引入产出法核算医疗卫生服务的产出，并将该方法率先用于以下医疗卫生部门：综合和专科医院②、精神类疾病治疗机构和长期护理机构。

1)综合和专科医院。挪威将所有综合和专科医院对住院病人的治疗都做了区分，包括住院治疗、日间治疗和门诊治疗。住院病人治疗的物量指标以 DRGs 为基础，国有医院和私有非营利医院也被纳入其中，并对二者分别进行核算。因此，对这两类医院采用相同的分类方法，有关 DRGs 的详细信息可以在挪威病人登记系统(NPR)中获得。

从 2002 年起，挪威通过运用医院账户中的成本权数，将住院病人、门诊病人和日间治疗的物量产出进行汇总，所有国有医院和私有非营利医院的数据资料均可使用。但是，存在的问题是不能将住院病人和门诊病人的成本进行区分，因此，需要根据其他的信息来估计必要的成本权数，解决的途径是假定门诊病人的成本等于门诊治疗中医院的收入。研究表明，政府对门诊治疗的补贴加上居民的自费付款远不能弥补门诊病人治疗的所有成本。因此，为了更好地估计成本，需要将收入的总和乘以 1.5 倍。

---

① Brathaug, Ann Lisbet. 挪威在医疗卫生服务产出核算方面的经验[C]//OECD/ONS 教育和医疗卫生非市场产出核算研讨会，2006 年 10 月，伦敦.

② 主要提供住院病人、门诊病人和日间护理治疗。

2)精神类疾病治疗机构。精神类疾病治疗机构不能应用DRGs体系,可用的产出指标是床日数(居住天数)、门诊病人的诊察数和日间治疗数,并划分为成人和儿童(青少年)两类,使用门诊病人诊察数和日间治疗数这两种产出指标导致核算结果差异较大,主要原因是记录门诊治疗和日间治疗的方法存在一些差异。基于床日数的产出指标是非常原始的,如果假定与床日数相关的成本对所有的病人以及病人所接受的每项治疗都是相同的,那么这个指标就是可接受的。另一个问题是成本权数,即使对所有精神治疗机构都有详细的成本说明,但是,要区分不同年份的住院病人和门诊病人的成本还是有困难的。

3)长期护理机构。在挪威,政府有责任为老年人和残疾人提供服务。这些服务可以分为长期疗养院、老年公寓和与之相关的家庭护理服务等。以长期疗养院为例,对于长期疗养院的服务,根据机构类型划分的居住天数[①]是可供使用的指标,但是,居住天数的准确数字是不能够获得的,只有床位数是可以获得的,并且一年中的病人数是有登记的,利用这些数据可以估算居住天数。在挪威,一种新的医疗卫生登记(IPLOS)体系正在建立,它包含所有向政府申请并得到护理服务和社会关怀的个人。登记体系记录的数据包括个人的状况和需求信息,还包括所提供的服务信息。

在挪威,还没有理想的医疗卫生产出质量调整指标。在使用不同的方法时,我们会发现许多问题。目前,还不能得到病例调查数据,如果使用该类数据,则会得到比较主观的结果,与实际理想的结果不相符。而且,在应用结果指标时仍有问题,因为结果在很大程度上还是来自病人的主观信息。

从挪威的实践经验上看,对于综合和专科医院,使用以DRGs为基础的产出指标较为合理;对于精神治疗机构来说,产出是低质量的,其原因可能是使用的指标过于原始,缺少相关的成本权数,或缺少对产出指标进行质量调整等,因此,需要对其他指标和成本权数展开进一步研究。

在挪威,有关完整治疗的争论是再入院问题,以及治疗、口腔科的初诊

① 根据机构类型划分的居住天数代表护理水平。

问题。例如,当某一病人再次入院接受相同的疾病治疗时,这便意味着原始的治疗活动仍未完成。只有当病人由于其他的疾病回到医院治疗时,才能记录为第二次治疗。再入院问题同样存在于医疗和牙科中。在理想的情况下,所有具有相同诊断的诊疗(初诊+复诊)都应该被记做一次治疗。在挪威,关于再入院的数据都是可以获得的,但是,不能够获得有关专科医生、全科医生和牙医的初诊数据。另外,由牙医和内科医生提供的大部分服务是市场服务,可以通过消费价格指数(CPI)进行缩减,得到不变价产出。

(3)英国[①]的实践经验

1998年,英国首次公布医疗卫生产出直接核算的方法,同时,英国国家统计局成立政府活动核算中心(UKCeMGA),目的在于改进公共部门产出的核算方法,此后,阿特金森评论(Atkinson,2005)对英国公共部门产出核算方法的改进提出重要建议,其中提出了9条政府产出和生产率的核算原则,54条具体建议,为UKCeMGA的相关工作奠定了基础。英国国家统计局于2004年和2006年发表两篇有关公共服务生产率测算的研究报告,文中均提出了估算医疗卫生产出和生产率的方法,同时,英国国民经济核算账户公布了经过核算方法改进后的医疗卫生产出核算结果。核算结果显示,2004年,英格兰和北爱尔兰医疗卫生支出之和占英国医疗卫生总支出的85%。

在英格兰,可以通过多种途径收集医疗卫生活动数据,如国家参考成本规划数据(包括医院各种治疗活动的单位成本)、住户综合调查数据、直接电话调查数据、国民保健服务中心数据以及国家卫生署药物物价局、牙医、眼科和急救服务数据等。总体上看,上述数据来源有多个单位负责收集与提供,共涉及1900多种医疗卫生活动。在北爱尔兰,相应的数据包含了大约1500种治疗。目前,英格兰和北爱尔兰都使用由“卫生资源分组”(类似于诊断相关分组,用于医疗卫生活动划分)界定的分类体系。

---

① Lee,Phillip,Little,Christopher E. 英国的医疗卫生服务产出和生产率的核算:公共职责的必要元素[C]//OECD/ONS教育和医疗卫生非市场产出核算研讨会,2006年10月,伦敦.

此后，UKCeMGA 用基年成本作为权数计算成本加权活动指数（拉氏指数），并分析了英国医疗卫生活动的产出增长率，此方法忽略了病人对处方药和牙科成本（成本权数）的影响。但是，在编制产出时间序列的过程中，没有包括对质量变化的调整，质量调整的相关方法仍在研究中。

根据阿特金森评论，应该以直接由医疗卫生活动引起的卫生成果为基础，对产出增长率的质量变化进行调整，但这是一个相对复杂的过程，质量调整所必需的数据和方法还在探索中，其中，约克大学卫生经济研究中心以及国家经济和社会研究院开展的后续研究（Dawson，2005），以及由英国卫生署自行开展的相关研究开发出若干质量调整指标，并加以应用，包括存活率和医疗效应指标、预期寿命的改变和候诊时间、初级医疗卫生服务供给的变化、病人的经历、冠状动脉心脏病药物使用的效果以及专门的长期存活率指标等。

（二）医疗健康产业的分类体系

在世界经济发展水平的提高、居民生活条件的改善以及健康意识的增强等因素的共同驱动下，各国国民的医疗保健需求得以快速增长和持续释放，促使医疗健康产业在世界范围内迅速兴起。但是，与医疗健康产业快速发展相矛盾的是：该产业的统计核算体系不完善，运用现行统计核算方法仍旧无法全面测算医疗健康产业的规模、结构、质量和效益等。产生这一问题的原因是 SNA（2008）中心框架按照 ISIC4.0 中的行业大类统计和汇总数据，在这一核算规则的指引下，现行医疗卫生统计核算的基础是医疗卫生服务行业；同时，由于医疗健康产业分散在国民经济的多个行业之中，因此，通过现行的医疗卫生统计核算体系难以将医疗健康产业的增加值完全细分和汇总出来。

根据国内外现有的研究成果可知，解决上述难题的最佳途径是构建医疗健康产业统计核算体系，即 HSA。在 SNA（2008）中，HSA 被正式纳入附属核算框架，其重要意义不仅体现在完善了 SNA（2008）的结构和分析功能，更主要的是实现了对 ISIC4.0 口径下医疗卫生服务行业统计的补充。目前，

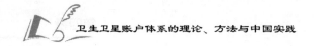

HSA 仍处在逐步完善的过程，其中，医疗健康产业统计分类体系是有待完善的核心问题。由于医疗健康产业涉及众多基层单位和经济行为，明确的生产活动分类可以为 HSA 提供统一的调查范围和统计口径，并为其下设子体系提供科学、规范的结构框架，可以说，设置科学、客观的医疗健康产业分类是构建 HSA 的基础。

在 SNA(2008)框架下，涵盖医疗健康产业的统计分类标准主要有两类：一类是隶属于中心框架的 ISIC4.0 分类，一类是隶属于附属框架的 ICHA-HP 分类。在这两种分类体系中，分类项目既存在共性也存在差异，因此，本书在界定医疗健康产业内涵的基础上，首先介绍 ISIC4.0 与 ICHA-HP2.0 的基本结构，总结二者在医疗健康产业划分方面存在的差异，探寻产生差异的原因，从而明确医疗健康产业统计分类的基本内容，得出有益于中国统计核算理论与实践工作的启示。

1. ISIC 视角下的医疗健康产业分类

ISIC 是国民经济生产活动的统计分类标准，是 SNA 核算范围划分的基础，即 SNA 框架下的核算过程是 ISIC 口径下的行业核算。ISIC 现行的版本是 ISIC4.0，该分类体系从全社会产品生产的角度，根据生产活动的同质性，将国民经济整体划分为 21 个门类、88 个大类、233 个中类和 419 个小类。因此，在 ISIC4.0 的影响下，研究者和社会公众对医疗卫生统计的固有意识便是医疗卫生服务行业的统计，即针对 ISIC4.0 中“卫生和社会工作”门类下的“卫生”大类进行统计。同时，人们还极易将医疗卫生服务行业与医疗健康产业的概念相混淆，在对医疗健康产业的分析过程中，使用医疗卫生服务行业的相关统计指标加以替代，从而导致医疗健康产业的经济价值被低估。

2008 年，Eurostat、OECD 和 WHO 共同将医疗健康产业的定义归纳为医疗卫生生产活动的集合，并进一步对医疗卫生生产活动进行完整、科学和客观的归纳，即：“医疗卫生生产活动以提升社会公众的健康水平为目的，包括医疗健康服务和医疗卫生相关服务，以及为上述服务提供支持的各项活动”，这是迄今关于医疗健康产业较为权威的阐释。从上述定义可知，医疗健康产业在国民经济的三次产业中均有体现，既涉及医疗卫生服务的相关生产活动，也涉及医疗卫生实物产品的相关生产活动，例如，医用仪器和设备的生产、医药用品的生产等，该类活动归属于制造业范畴，被纳入第二产业；还涉及第一产业的原材料生产活动，例如，医药用品生产中用到的农产品等原料以及畜牧产品和动植物等；并且，还纳入了第三产业的运输服务、医药产品的批发与零售等环节。如果从医疗健康产业的全产业链角度看，或者说立足于产业角度而非行业角度来看，医疗健康产业分类应细分为分别属于第一产业、第二产业和第三产业的医疗卫生生产活动分类。根据医疗健康产业的内涵，可以将医疗健康产业在 ISIC4.0 中的分布归纳为核心层、相关层和扩展层三个层次。

(1)核心层：医疗卫生服务行业

在 ISIC4.0 中，医疗健康产业核心层对应的是医疗卫生服务行业，包括所有提供医疗卫生服务活动的部门，即门类 Q(人体健康和社会工作活动)，该门类下设 Q86(人体健康活动)、Q87(留宿护理活动)和 Q88(不配备食宿的社会服务)3 个大类，Q8610(医院活动)、Q8710(留宿护理活动)和 Q8810(为老年人和残疾人提供的不配备食宿的社会服务)等 9 个小类，具体内容见表 4—4。医疗卫生服务行业所从事的活动仅限于服务的提供，主要包括医疗卫生服务与护理服务两部分。

另外，是否与患者直接接触也是将医疗健康产业核心层与其他层次区分开的标准，根据这一标准，可以将医疗卫生服务行业划分为医疗卫生服务的主要提供者和次要提供者[①]两个部分：主要提供者从事的主要活动是医疗卫生服务，例如，医院、诊所和卫生院等；次要提供者在开展其主要活动以外，以次要活动的形式提供医疗卫生服务，例如，福利院、疗养院和护理机构等，并且，次要提供者从事的主要活动大多是提供社会服务，但往往也提供诸如老年病护理和职业病治疗等服务。

---

① 在 SNA(1993)和 ESA(1995)中，机构单位的主要活动是指对本单位增加值贡献份额最大的活动；次要活动是指机构单位从事的其他任何活动，其创造的增加值必须少于主要活动创造的增加值，产出用于向第三方提供商品或服务。

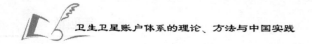

表 4—4 ISIC4.0 中医疗卫生服务行业分类表

ISIC code			内容描述
Q86	861	8610	医院活动
	862	8620	医疗和牙科治疗活动
	869	8690	其他人体健康活动
Q87	871	8710	留宿护理活动
	872	8720	面向有智障、精神疾病和药物滥用问题人群的留宿护理活动
	873	8730	面向老年人和残疾人的留宿护理活动
	879	8790	其他留宿护理活动
Q88	881	8810	为老年人和残疾人提供的不配备食宿的社会服务
	889	8890	其他不配备食宿的社会服务

(2)相关层:医疗卫生相关服务行业

在 ISIC4.0 中,医疗健康产业的相关层是指与医疗卫生服务相关的其他服务行业,可以称之为医疗卫生相关服务行业,主要被纳入 ISIC4.0 中的 G(批发和零售业)、J(信息和通信业)和 K(金融和保险业)等 8 个门类,4610(药品批发)、4721(营养和保健品零售)和 5811(图书出版)等 26 个小类,具体内容见表 4—5。归纳起来,医疗健康产业相关层主要包括健康管理与促进服务业、健康保险和保障服务业以及其他与健康相关的服务业。其中,前两部分是相关层的重点内容,以维护与促进人类身体健康状况或预防健康状况恶化为主要目的;后一部分是与健康服务相关的行业,包括相关健康产品的批发、零售和租赁服务。

健康管理与促进服务可细分为六个部分:一是政府与社会组织健康服务,涵盖 8412 一个小类,指国家卫生健康委员会、国家食品药品监督管理局以及各级政府部门的行政管理服务;二是健康科学研究和技术服务,涵盖 7120 和 7210 两个小类,7120 小类指对药品和医疗器械等健康相关产品的质量检验服务,7210 小类指医学研发服务;三是健康教育服务,涵盖 8522、8530 和 8549 三个小类,8522 小类指中等职业学校中医疗教育、临床护理教育等

表 4—5　ISIC4.0 中医疗卫生相关服务行业分类表

ISIC code			内容描述
G46	461	4610	药品批发
	463	4630	营养和保健品批发
	465	4659	医疗用品及器材批发,体育用品及器材批发
G47	472	4721	营养和保健品零售
	476	4763	体育用品及器材零售
	477	4772	专卖店中药品和医疗用品、化妆品及盥洗用品的零售
	477	4773	眼睛、助听器和其他医疗用品的零售
J58	581	5811	图书出版
	581	5813	报纸、期刊出版
	592	5920	音像制品出版
K65	651	6511	人寿保险机构
	652	6520	其他保险机构
M70	702	7020	管理咨询活动
M71	712	7120	技术测试和分析
M72	721	7210	医学研究与试验发展
N77	772	7721	娱乐和体育用品的出租和租赁
	773	7730	其他机械、设备和有型商品的出租和租赁
	774	7740	知识产权服务
O84	841	8412	对健康、文化、教育服务以及其他各类社会服务(除社会保障服务外)提供监管活动的部门
	843	8430	强制性社会保障机构
P85	852	8522	技术和职业中等教育
	853	8530	高等教育
	854	8549	医学教育与培训机构
R93	931	9311	体育设施的运营
	931	9312	体育俱乐部的活动
	931	9319	其他体育活动

与健康相关的职业教育服务，8530小类指高等教育中医疗教育、临床护理教育等与健康相关的高等教育服务，8549小类指与健康相关的职业技能培训服务；四是健康出版服务，涵盖5811、5813和5920三个小类，5811小类指医药、卫生等图书出版服务，5813小类指医药、卫生等报纸和期刊出版服务，5920小类指医药、卫生等音像制品出版服务；五是体育健身服务，涵盖9311、9312和9319三个小类，可将三者总称为体育健身服务；六是健康咨询服务，涵盖7020一个小类，指医药、医疗等与健康有关的专业咨询服务。

健康保险和保障服务可细分为两个部分：一是健康保险服务，涵盖6511和6520两个小类，6511小类指商业健康保险服务，6520小类指与健康有关的其他保险服务；二是健康保障服务，涵盖8430一个小类，指基本医疗保障服务和补充医疗保障服务等。

其他与健康相关的服务可细分为三个部分：一是健康相关产品的批发服务，涵盖4610、4630和4659三个小类；二是健康相关产品的零售服务，涵盖4721、4763、4772和4773四个小类；三是健康设备和用品的租赁服务，涵盖7721、7730和7740三个小类。

(3)扩展层：医疗卫生服务支持行业

之所以说现行的医疗卫生统计体系无法反映医疗健康产业的全貌，其中一个重要原因是医疗健康产业不仅会提供医疗卫生保健服务，还会提供医疗卫生实物产品。从中国投入产出表(2007)中可以看出，医疗健康产业涉及的国民经济行业大类多达90余个，其中，涉及第一、二产业的行业达到80余个。因此，现行的医疗卫生统计体系未能反映属于第一产业中的医疗健康相关活动，也未能反映属于第二产业中的医疗健康相关活动。

实际上，SNA(2008)中心账户记录的是整个国民经济体的生产过程与产出，从研究体系与核算内容上看，如果着眼于整个国民经济体系，那么中心框架是完整的，并且自成体系，但是，如果着眼于某个具体行业或某个特定领域，那么中心框架的分析力则不够充分。也就是说，中心账户能够提供整个国民经济体的完整数据，但是，不能够提供完整的分行业数据。因此，为了从产业链角度观察医疗卫生活动，并进一步观察医疗健康产业对社会经济的推动作用,医疗健康产业分类应纳入用于医疗卫生服务最终消费过程的中间产品(例如,农产品、药品、医疗器械、血液制品、纱布和绷带等),同时,设置医疗卫生支持活动分类。由于医疗卫生支持活动较多,表4-6仅列出其中主要的几个方面。

表4-6 ISIC4.0中医疗卫生服务支持行业分类表

ISIC code			内容描述
C21	210	2100	药品、药用化学品及植物药材的制造
C26	266	2660	辐射、电子医疗和电子理疗设备的制造
	267	2670	光学仪器和摄影器材的制造
	268	2680	磁性媒介物和光学媒介物的制造
C32	325	3250	医疗、牙科工具和用品的制造
C33	331	3319	其他设备的修理
…	…	…	…

2.ICHA-HP视角下的医疗健康产业分类

ICHA-HP[①]分类是HSA的核心分类体系之一[②]。ICHA-HP从医疗卫生活动[③]提供者的角度出发,将核算主体定位于医疗卫生及相关服务行业,不仅包括医疗卫生服务行业,也包括医疗卫生相关服务行业,即医疗健保产业的核心层和相关层两部分。但是,ICHA-HP不包括医疗卫生实物产品的生产、销售和原材料的生产行业,因此,可以将ICHA-HP定义为医疗健康服务业分类。2000年,OECD公布了ICHA-HP1.0版,2011年,OECD、

① SHA(2000)首次提出医疗卫生供方的概念,并将其界定为:"由于交换或提供医疗卫生核算范畴之内的产品或服务而得到资金回报的实体。"

② HSA的基本分类主要包括ICHA-HC分类、ICHA-HP分类和ICHA-HF分类三种。此外,还有与这三个维度密切联系的补充分类,如ICHA-FP分类等。

③ 医疗卫生活动,又称卫生保健活动,指利用医学知识以提高和维持人体健康状况、预防健康状况恶化、减轻不健康影响为主要目标的活动。确定一项活动是否为卫生保健活动并纳入卫生核算有四个标准,按照重要顺序依次如下:一是活动的首要目标是提高和维持个人、部分人群及全体人群的健康状况,预防健康水平恶化,减轻疾病影响;二是活动执行过程中应使用医疗及卫生知识和技术,或在具备上述知识的人或机构的监督下开展的活动,或是卫生行政管理和筹资功能;三是居民对卫生保健货物和服务的最终消费;四是卫生保健货物和服务交易。

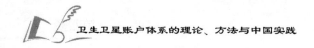

Eurostat 和 World Bank 共同对 ICHA-HP1.0 做出修订，在此基础上，公布了 ICHA-HP2.0 版。

(1)ICHA-HP1.0 的分类设置

ICHA-HP1.0 采用三位编码法，分为 9 个大类、27 个中类和 9 个小类，分类项目包括五个部分，分别为：主要提供住院服务的供方（HP.1 和 HP.2）、主要提供门诊服务的供方（包括门诊医疗用品的零售商）（HP.3 和 HP.4）、主要提供公共卫生管理和保险服务的供方（HP.5 和 HP.6）、其他供方（HP.7）和国外（HP.9），大类划分见表 4—7。

表 4—7　ICHA-HP1.0 分类表

ICHA-HP1.0 code	医疗卫生供方
HP.1	医院
HP.2	专业护理和社区保健机构
HP.3	门诊服务供方
HP.4	医疗用品的零售商或其他供应商
HP.5	公共医疗卫生规划的供给和管理部门
HP.6	医疗健康管理部门和医疗保险机构
HP.7	其他行业（国内经济体的其他构成）
HP.9	国外

根据医疗卫生体系内经济单位的法律地位、经济核算、组织机构和运行结构等方面的特点，可以将 ICHA-HP1.0 中的医疗卫生供方划分为医疗卫生服务的主要供方、辅助供方、家庭、职业护理机构和医疗卫生相关服务机构五个部分。需要注意的是 ICHA-HP1.0 不包括为医疗卫生服务提供中间产品的生产商，ICHA-HP1.0 基本结构见图 4—2。

医疗卫生服务的主要供方是指将提供医疗卫生服务作为其主要活动的机构，例如，医院和门诊服务供方等；医疗卫生服务的辅助供方是指将提供医疗卫生服务作为其辅助活动的机构，例如，社区保健院和福利院等，福利院主要提供食宿，同时也将提供某些护理和治疗服务作为其辅助活动；职业护理机构是指将职业医疗卫生服务作为辅助生产的企业，在医疗卫生

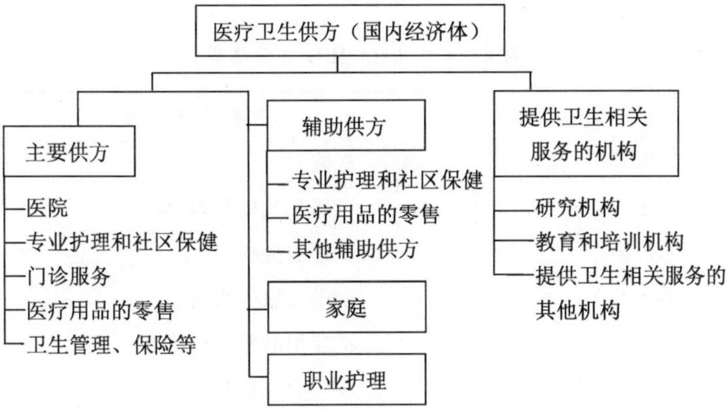

图 4—2 ICHA-HP1.0 界定的医疗卫生供方示意图

核算的过程中，职业护理服务纳入医疗卫生服务的最终消费，例如，对职员健康的监督和单位内外提供的治疗保健服务等；家庭是指提供家庭护理服务的部门，家庭护理服务是“无酬服务”，主要指“住户为提升家庭成员的健康状况而提供的没有货币报酬的护理服务”，由于该类服务数量庞大，并且具有经济价值，因此，ICHA-HP1.0 将家庭纳入其中；医疗卫生相关服务机构是指医学教育和培训机构等，主要从事医疗卫生从业人员的教育和培训、医疗卫生产品的研发、医疗卫生相关现金福利的提供和管理等。

(2)ICHA-HP2.0 对 ICHA-HP1.0 的调整与补充

近年来，研究者发现 ICHA-HP1.0 存在范围覆盖不全面的缺陷，ICHA-HP 分类的目的是什么，ICHA-HP 应该包括医疗卫生体系内所有的经济单位，还是只包括直接参与为患者提供医疗卫生服务的经济单位？Christopher Mackie(2008)指出：“由于医疗卫生体系内的经济单位关系到医疗卫生产品和服务的消费、提供、筹资和管理等各个方面，ICHA-HP 将医疗卫生体系内的所有经济单位都包括在内非常重要。”因此，ICHA-HP2.0 在 ICHA-HP1.0 的基础上，纳入了新的医疗卫生供方，将从事生产、流通和为供方活动提供支持的生产单位都包括在内，例如，医学院校和医学科研机构等。ICHA-HP2.0 分为 9 个大类、24 个中类和 8 个小类，大类划分见表 4－8。

表 4－8　ICHA-HP2.0 分类表

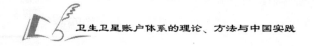

ICHA-HP2.0 code	医疗卫生供方
HP.1	医院
HP.2	可居住长期护理机构
HP.3	门诊服务机构
HP.4	辅助性服务机构
HP.5	医疗用品零售机构
HP.6	预防服务机构
HP.7	卫生行政与筹资管理机构
HP.8	其他生产/机构单位
HP.9	国外

从表 4－8 中可以看出，ICHA-HP2.0 对 ICHA-HP1.0 的修订可以分为调整和补充两类，具体内容如下：

1)对 ICHA-HP1.0 原有类别的调整。主要包括四项：一是在 ICHA-HP1.0 中，家庭作为小类被归在 HP.7 中，ICHA-HP2.0 充分考虑到家庭在医疗卫生服务提供中的特殊作用，即家庭首先是医疗卫生服务的消费者，也是家庭护理服务的提供者，同时为医疗卫生服务提供资金，因此，ICHA-HP2.0 将家庭单独提出，作为中类(HP.8.1)纳入国内其他供方(HP.8)分类；二是 ICHA-HP2.0 将 ICHA-HP1.0 门诊机构(HP.3)中涉及的医学和诊断化验部门(HP.3.5)以及门诊部门的其他部分(例如，血液中心和急诊部门等)(HP.3.9)单独列出，在 ICHA-HP2.0 中划分为医疗卫生辅助服务提供机构(HP.4)，包括患者运送和急救部门(HP.4.1)、医学和诊断化验部门(HP.4.2)、其他医疗卫生辅助服务提供部门(HP.4.9)等；三是将 ICHA-HP1.0 药品和其他医疗卫生产品零售部门(HP.4)下的中类加以调整，简化为药房(HP.4.1)、药品批发零售、医疗器械批发零售部门(HP.4.2)，以及其他医疗用品批发零售部门(HP.4.9)三个部分；四是在 ICHA-HP1.0 中的医疗卫生管理和保险机构(HP.6)中，政府卫生行政管理机构(HP.6.1)不同于医疗保险的管理机构(HP.6.2—HP.6.4),因此,ICHA-HP2.0将HP.6.1与HP.5归并。

2)在ICHA-HP1.0的基础上,纳入新的医疗卫生供方。ICHA-HP2.0在遵循ICHA-HP1.0基本标准的基础上,新增其他产业中类(HP.8.9)。同时,ICHA-HP2.0新增提供医疗卫生技术等人力资本和医疗卫生知识的单位,例如,医学院校和科研机构等。另外,ICHA-HP2.0还增加非西方医学体系的医院(HP.1.3)一项,引入此类别是为了纳入诸如印度的传统医学和中国的中医这类非西方医学体系的医院。最后,ICHA-HP2.0还将许多低收入国家的各种非正式的,或资质稍差甚至是不被法律所认可的医疗卫生供方也包括在内。

3. 双重分类标准的比较

(1)ICHA-HP2.0以对ISIC4.0的整合为基础

根据ICHA-HP2.0与ISIC4.0的分类设置可知,ICHA-HP2.0仅包括ISIC4.0的核心层(医疗卫生服务行业)和相关层(医疗卫生相关服务行业)两部分,不包括扩展层(医疗卫生服务支持行业),因此,可以将ICHA-HP2.0称为健康服务业分类,具体包括以维护和促进人类身心健康为目标的各种医疗卫生服务活动,例如,医疗卫生服务、健康管理与促进服务、健康保险和保障服务以及其他与健康相关的服务等。总体上看,ICHA-HP2.0以ISIC4.0为基础,是对ISIC4.0中符合健康服务业范畴相关活动的再分类,见表4—9。

从二者的对应关系上看,ISIC4.0中的门类Q(人体健康和社会工作活动)与ICHA-HP2.0中的医疗卫生主要供方和辅助供方的大部分内容相对应,即对应于HP.1—HP.3三个部分,但是,医疗卫生辅助供方中的HP.5(医疗用品零售机构)与ISIC4.0中医疗卫生相关服务行业的小类4610、4630、4659、4721、4763、4772和4773等相对应。同时,ICHA-HP2.0中的HP.6(预防服务机构)和HP.8(其他生产/机构单位)等提供医疗卫生相关服务的机构则与ISIC4.0中医疗卫生相关服务行业的其他部分相对应。值得注意的是,ICHA-HP2.0中的职业护理供方HP.4(辅助性服务机构)在

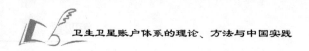

表 4—9　ISIC、CPC 和 ICHA-HP 中关于医疗卫生行业的基本分类表

ISIC 第 4 版	ISIC3.1 版	CPC1.1 版	ICHA-HP
Q:人类卫生及社会工作活动	N85:卫生及社会工作	93:卫生和社会服务	医疗卫生服务提供者(供方)
8610:医院活动	8511:医院活动	931:医院服务	HP.1:医院 HP.1.1:综合医院 HP.1.2:精神保健及药品滥用医院 HP.1.3:专科医院(不包括 HP.1.2)
8620:医疗以及牙科诊疗活动	8512:医疗及牙科的诊疗活动	93121:普通的医疗服务 93122:专门的医疗服务 93123:牙科的医疗服务	HP.3:救护医疗提供者 HP.3.1:内科医生诊室 HP.3.2:牙医诊室
8690:人类其他的医疗卫生活动	8519:人类其他的医疗卫生活动	93191:分娩及相关的服务、护理服务、物理治疗及辅助服务 93192:救护服务 93193:提供住宿的卫生机构的服务,不同于医院服务 93199:人类其他的医疗卫生服务	HP.3.3:其他各类医生的诊室 HP.3.4:门诊病人诊治中心(被纳入 8531 中) HP.3.5:医疗诊断化验室 HP.3.6:家庭治疗看护服务(被纳入 8531 中) HP.3.9.1:急救服务 HP.3.9.2:血液及器官储备中心 HP.3.9.9:其他急救治疗服务
87:住院护理 8710:护理机构 8720:对智障、心理缺陷以及药物滥用患者的住院护理活动 8730:对老年人的住院护理 8790:其他住院护理	8519:人类其他的医疗卫生活动	93191:分娩及相关的服务、护理服务、物理治疗及辅助服务 93193:提供住宿的卫生机构的服务,不同于医院服务 93199:人类其他的卫生服务	HP.2:护理及提供住宿的医疗机构 HP.2.1:医疗卫生护理机构 HP.2.2:针对智力障碍、精神类疾病及药物滥用患者的提供住宿的治疗机构 HP.2.3:针对老年人的社区医疗卫生(护理)机构 HP.2.9:提供住宿的其他卫生机构

表 4—9 续表

ISIC 第 4 版	ISIC3.1 版	CPC1.1 版	ICHA-HP
4772:药品和医疗商品的零售机构,其他相关产品的专卖机构,化妆品零售机构 4773:新产品的其他零售和专卖机构	5231:药品和医疗商品的零售机构,化妆品的零售机构 5239:其他产品的零售和专卖机构	62273:销售药品和医疗产品的专卖店提供的零售贸易服务 62274:销售手术设备和矫形设备的专卖店提供的零售贸易服务	HP.4:医疗产品的零售商及其他提供者 HP.4.1:药剂师 HP.4.2:光学眼镜等光学类产品的零售商等提供者 HP.4.3:助听器的零售商及其他提供者 HP.4.4:医疗器械零售商及其他提供者 HP.4.9:药物和医疗卫生用品的销售商及其他提供者
			HP.5:公共医疗卫生项目的提供和监管部门
8412:对医疗卫生、文化、教育及其他各类社会服务(不包括社会保障)的提供者进行监管的活动 8430:社会保障强制类活动 6521:其他各类保险活动(不包括人寿保险)	7512:对医疗卫生、文化、教育及其他各类社会服务(不包括社会保障)的提供者进行监管的活动 7530:强制性的社会保障活动 6603:非人寿保险	9112:对提供医疗卫生、教育、文化及其他社会服务(不包括社会保障)的机构的监管服务 9131:对疾病、产妇或暂时伤残的福利项目所提供的监管服务 71320:意外伤害医疗保险服务	HP.6:医疗卫生管理和保险部门 HP.6.1:医疗卫生的政府管理部门 HP.6.2:社会保障基金部门 HP.6.3:其他社会保险部门 HP.6.4:其他各类保险部门(私人) HP.6.9:所有其他各类医疗卫生监管部门
			HP.7:所有其他各类行业(境外) HP.7.1:职业医疗卫生服务提供部门 HP.7.2:住户部门(提供家庭医疗卫生保健服务) HP.7.9:其他各行业(提供医疗卫生保健辅助服务)

注:ISIC8531 包含住宿的社会工作服务,CPC93311 通过常驻机构提供给老年人和残疾人的福利服务。

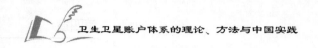

ISIC4.0 中没有对应分类，原因是辅助活动未被纳入 SNA(2008)的生产范围。另外，HP.8(其他生产/机构单位)中的 HP.8.1(家庭)和 HP.9(国外)在 ISIC4.0 中也没有对应分类。

(2)ISIC4.0 侧重于生产统计，ICHA-HP2.0 立足于需求统计

实际上，ISIC4.0 中的"医疗健康产业"分类与 ICHA-HP2.0 中的"健康服务业"分类具有各自的特点与功能：

ISIC4.0 是从生产角度定义的，反映的是全社会医疗卫生服务、相关服务及医疗卫生产品的生产，目的是着眼于国民经济的整体，从而确保国家宏观层面统计核算结果的全面和完整。因此，从核算框架与研究内容的角度来看，基于 ISIC4.0 的行业划分是完整的，但是，该划分的基础是针对国民经济整体来说的。

ICHA-HP2.0 是从需求角度定义的，立足于需求统计，反映的是社会公众的医疗卫生需求。从核算角度上看，ICHA-HP2.0 与 ISIC4.0 是性质不同的两个概念。由于 SNA(2008)侧重于对国民经济生产成果的统计，建立在以生产或供应为导向的理论框架内，核算角度定位于宏观经济角度，根据经济活动的相似性(工艺和生产技术等)，将医疗卫生生产活动分成各个具体的行业。但是，对于社会公众而言，关联程度更高的并不是生产，而是需求，住户个人进行生产的目的主要是促使劳动力的再生产。因此，从国民经济宏观视角看，更侧重生产，从住户的微观视角看，更侧重需求。因此，ICHA-HP2.0 弥补了 ISIC4.0 的核算局限，着眼于中观经济角度，立足于需求统计，具有不可替代性。

4. 中国医疗健康产业分类标准的完善路径

目前，中国的医疗健康产业已经形成并初具规模，即将成为国民经济新的增长点和重要的支柱产业，其发展具有以下三大特征：一是从生产角度看，医疗健康产业对国民经济的影响力逐年提升；二是从最终消费角度看，社会公众对医疗卫生服务和医疗卫生产品的需求量持续增加；三是从产业

政策与结构调整角度看，医疗健康产业进一步发展的空间较大[①]。在此背景下，准确反映中国医疗健康产业的规模、结构和发展速度意义重大。但是，中国现行医疗卫生统计的范围是同样是医疗卫生服务行业，在国民经济行业分类(GB/T4754-2011)中，医疗卫生服务行业特指"卫生和社会工作"门类下的"卫生"大类。因此，中国同样存在着对医疗健康产业统计不全面的难题，也同样需要科学、完整的医疗健康产业分类，以摆脱传统行业统计的束缚，将医疗健康产业的各组成部分从国民经济的各个行业中剥离出来，从而对医疗卫生生产活动进行无遗漏地统计，以摸清医疗健康产业的家底。

综合上述，构建医疗健康产业分类是开展医疗健康产业全口径统计，强化医疗健康产业化发展意识，促进医疗健康产业更好更快发展的重要举措，同时也是现阶段中国国民经济核算体系改革与完善的重要方面。因此，现阶段中国有必要积极开展构建医疗健康产业分类的研究与实践工作。但是，由于中国医疗卫生统计的基础薄弱，在充分借鉴国外先进经验的基础上，上述工作仍需在以下两个方面逐步推进：

(1)将中国的医疗卫生机构分类国际化。根据医疗卫生体系的现状，中国已经按照机构法分类标准将全部医疗卫生机构分为七类：医疗机构、护理保健机构、门诊卫生服务机构、药品零售和其他医用商品提供机构、公共卫生服务机构、卫生行政管理机构和其他机构。医疗卫生机构分类迈出了与ICHA-HP2.0分类接轨的第一步，但是，由于中国的医疗卫生体制与OECD国家不同，二者差异仍然较大。因此，如何使医疗卫生机构分类既具有中国特色，又能够满足国际比较的需要至关重要。本书提供的思路是：首先，参照ICHA-HP2.0，扩大医疗卫生机构分类的范围。相对于ICHA-HP2.0，中国的医疗卫生机构分类范围较狭窄，因此，应将尽可能多的医疗卫生供方纳入其中；其次，将医疗卫生机构分类的类别与ICHA-HP2.0分类相匹配，例如，ICHA-HP2.0中有专门的牙医分类，因此，应将牙医从医疗卫生机构中拆分出来，单独列为一类。真正实现我国医疗卫生机构分类的国际化是一

① 艾伟强．中国医疗卫生服务统计的局限及对策研究[J]．中国卫生统计，2014(6)．

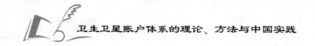

个较长的过程,也是需要继续跟踪研究的问题。

(2)设计调查制度,定期发布医疗健康产业统计数据。在《全国卫生统计工作管理办法(1999)》的第三章中规定了医疗卫生统计的调查制度。同时,为进一步贯彻实施《国务院关于促进健康服务业发展的若干意见》,符合国家制定医疗健康服务业有关措施的具体要求,以及巩固关于医疗健康服务业的相关管理,对医疗健康服务业的核算范围进行客观界定,完善医疗健康服务业数据采集体系的需要,国家统计局于2019年公布了《健康产业统计分类》。因此,在设计医疗健康产业统计的调查制度时,应以既有的规定为基础,并加以补充完善,通过调查制度的完善建立医疗健康产业的数据采集体系,并将医疗健康产业统计数据定期向社会公众发布。

三、有待进一步完善的若干问题

尽管国际社会正在对HSA进行持续地修订与完善,并已取得重要进展,但是,到目前为止尚未大范围开展HSA的实际编制工作,原因是存在以下三个难点问题。

(一)概念替代问题

HSA的概念替代不仅涉及生产范围的扩大,还包括与之相关的一系列基本概念的调整:一是收入。当生产范围扩大后,初始收入、转移和可支配收入的规模将会随之扩大;二是货物和服务的使用。其中,中间消耗、最终消费和资本形成的范围都会发生变化,原因是如果将住户无酬护理服务和职业医疗卫生保健服务纳入生产范围,那么,中间消耗的范围会减小,而最终消费的范围会扩大;三是资产和负债。由于生产范围、最终消费和资本形成的变化,会导致非金融资产、金融资产和负债范围的变化;四是总量。上述交易项目的改变会导致总量的变化,如生产范围的扩大,会增加医疗卫生产业的产出和增加值,进而还会对其他总量产生影响。

另外，自 SNA(2008)起，人力资本和耐用消费品被纳入固定资本形成的范畴，这一变革将会导致最终消费的范围减小，资本形成的范围扩大，从而进一步引起其他交易项目的变动。因此，在充分考虑 HSA 生产范围的变化以及 SNA(2008)新变革的基础上，将 HSA 经济交易项目和总量的范围明确化是编制 HSA 的重点，也是有待解决的难点问题。

(二)服务产出评估问题

根据服务的市场化程度，可以将其分为两类：市场服务和非市场服务。市场服务是指以经济意义显著的价格提供的服务；非市场服务是指免费提供或以经济意义不显著的价格提供的服务。医疗卫生服务中的绝大部分属于非市场服务，由于这类服务无法通过购买者价格支付的形式来核算其产出，因此，需要寻找能够衡量其产出价值的方式。目前，大多数国家采用的方法是“投入替代法”，即使用医疗卫生服务的成本来估算其产出，但事实证明这一方法存在诸多缺陷[①]。

现有的改进方法有两种：一种是产出指标法，该方法的思路是确定反映医疗卫生服务的最佳指标，然后计算其现价和不变价产出，即医疗卫生服务产出＝Σ(服务量×服务价格)，其中，服务量指医疗卫生机构的门诊、手术、住院治疗等各项服务的次数或时间等物量指标，使用该方法的难点是无法界定医疗卫生服务产出的质量情况；另一种是完整治疗法，该方法的思路是将病人从开始治疗到康复这一过程所接受的各种医疗卫生服务的总和视为“完整治疗”，以此核算医疗卫生服务的产出，但是，如何构建完整治疗是应用该方法的难点。

(三)数据来源问题

数据的可得性与完整性是编制 HSA 的基础，同时也决定了 HSA 编制的质量。目前，国际上仍未建立较全面的 HSA 数据采集体系，主要原因有

---

① 艾伟强．卫生服务产出核算方法的新思路[J]．卫生经济研究，2010(12)．

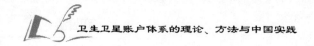

三点:一是HSA的数据来源分布广泛,包括政府、公共部门、保险公司、医疗卫生机构和住户等多个部门,由于各部门使用的分类体系和统计口径存在差异,因此,各部门公布的医疗卫生统计数据需要进一步协调;二是投入产出调查数据不够详细,记录的大多是总量数据,因此,无法将医疗卫生活动的投入产出数据从各个相关行业中剥离出来;三是住户时间利用调查数据虽然是住户无酬劳动核算的重要数据来源,但是,在现行的时间利用统计活动国际分类(ICATUS)中,并不包括专门的"护理服务"分类。

第五章

HSA的核算框架与账户体系

“新医改”的持续深入发展为医疗健康产业化发展提供重要契机，现阶段医疗健康产业已经成为中国国民经济新的增长点和重要的支柱产业。然而，中国现行的医疗卫生统计核算体系却不够完善，仍旧无法对医疗健康产业的规模、结构、质量和效益等做出科学、客观的分析评价，由此引发一系列亟待解决的问题。原国家卫生部前部长陈竺指出：“中国的国民经济核算按行业大类进行统计，医疗卫生及相关行业的增加值还难以完全细分和统计出来，中国政府应推动建立医疗健康产业 GDP 的卫星核算体系，全面反映医疗卫生及相关行业对国民经济发展的贡献。”可见，HSA 卫星账户体系的构建既是我国国民经济核算体系改革与发展的重要环节，也是完善医疗保障体系、促进医疗健康产业持续健康发展的重大问题[①]。

① 陈竺在2012年夏季达沃斯会议上提出上述建议，http://money.163.com/12/0912/14/8B77I2RI00254S8R.html.

一、HSA 的双重功能

(一)HSA 支出核算功能

卫生核算是卫生费用核算与卫生产出核算的统称,前者用于记录医疗卫生系统内部的资金筹集、分配和使用情况,统计核算的总量指标为卫生总费用,后者以卫生费用核算的基本分类和账户体系为主要构成,同时纳入卫生供给和使用表的国民经济附属核算体系,核算结果为卫生总产出。

近年来,构建 HSA,并运用 HSA 准确测算医疗健康产业的规模、结构和发展速度已经成为国际国民经济核算领域的热点问题。同样,中国国家统计局也开始关注该研究领域,现已将"卫生核算"作为"附属核算"纳入《中国国民经济核算体系(2016)》。

因此,要全面、准确地测度医疗健康产业的产出,应该借助国民经济核算体系中卫星账户①的概念,构建并编制 HSA。实际上,在 2000 年,OECD 已经构建出医疗卫生体系的费用核算账户,即 SHA,SHA 立足于医疗卫生资金的投入角度,通过卫生费用核算账户记录医疗卫生体系内的资金来源、分配和使用情况,核心核算指标为卫生总费用(Total Health Expenditure,简称为 THE);2003 年,OECD、WHO 和 World Bank 联合出版《国民卫生费用核算指导手册》,用于指导各国开展医疗卫生费用的核算实践。在 SHA(2000)的研究与应用过程中,研究者注意到医疗卫生费用核算无法从生产角度反映医疗健康产业对国民经济的影响力,也无法与 SNA 的账户体系相衔接,这减弱了 SHA(2000)作为国际标准的分析力。

① SNA(1993)建议,对于那些"直接容纳进 SNA 将使内容受到一定限制"的特殊活动可通过建立卫星账户进行全面描述。为了核算 SNA 覆盖不到的领域,SNA(1993)将国民经济核算体系分为中心框架和卫星账户两个部分。自 SNA(1993)发布以来的 20 年间,卫星账户的重要意义已经得到广泛认可,现有的卫星账户涵盖旅游、研发、住户部门、医疗卫生、资源环境、对外贸易、交通运输和非营利机构等十几个领域。

因此，以 OECD 为代表的国际组织和相关学者开始尝试构建医疗健康产业的生产核算账户，将核算主体定位于医疗卫生及相关行业，核算范围不仅包括医疗卫生服务行业，也包括医疗卫生实物产品的生产、销售和原材料的生产行业，即从产出角度构建医疗卫生活动的产出核算账户体系，并将卫生总产出作为核心核算指标。在此研究过程中，泛美卫生组织（PAHO）于 2005 年最先出版《HSA 手册》，Eurostat 和 OECD 于 2007 年联合出版了《教育和卫生服务物量产出核算手册》，这一阶段的研究为 HSA 分析框架的建立与完善打下基础。

（二）HSA 产出核算功能

SHA（2000）用于记录医疗卫生体系内的资金来源、分配和使用情况，目的是建立经常性卫生总支出的核算框架。经过十余年的不断修订，2011 年，OECD、Eurostat 和 WHO 联合出版了 SHA（2011），其主要变化是完善了 SHA（2000）的基本分类和账户体系，将核算总量扩展为卫生总支出。在 SHA 的演变过程中，Orosz（2004）、Christian（2012）等研究认为："医疗卫生支出核算与产出核算具有共同的数据来源，因此，可以将 SHA 作为构建 HSA 的基础。"在总结、借鉴近年来主要研究成果的基础上，SNA（2008）对如何构建 HSA 给出了指导性建议，即："若要建立 HSA，应该从研究 SHA 着手，可以通过扩展与补充账户的方式将 SHA 转变为 HSA。"由此可知，HSA 的完整核算框架应兼具医疗卫生支出核算与产出核算两项功能。

二、SHA 框架下的医疗卫生支出核算体系

SHA 现有的账户体系构成 HSA 的支出核算体系，根据核算范围可将其分为两类：另一类是 SHA（2000）框架下的核心支出核算体系；另一类是 SHA（2011）框架下的扩展支出核算体系。

(一)SHA(2000):核心支出核算体系

1. 基本分类

SHA(2000)构建了由ICHA-HP分类、ICHA-HC分类和ICHA-HF分类组成的三维核心支出分类体系,核算范围是用于个人和整个社会消费的医疗卫生产品(服务)。在第四章医疗健康产业分类体系部分,已经重点介绍了ICHA-HP分类,因此,本部分主要对ICHA-HC分类和ICHA-HF分类加以介绍。

(1)ICHA-HC分类

医疗卫生服务可以划分为不同的类型(例如,医院、门诊、急救中心和社区治疗等),这也是医疗卫生费用核算口径划定的基础,由于各类型医疗卫生服务的特点不同,有必要依据该特点对医疗卫生服务进行分类,因此,在SHA(2000)中,设置了ICHA-HC分类[①],该分类体系一方面能够确定纳入医疗卫生核算范畴内的医疗卫生交易[②]活动,另一方面也能够确定医疗卫生交易活动在医疗卫生服务功能中的所属类别。

根据上述分析可知,设置ICHA-HC分类体系的主要目的有以下两点:一是明确医疗卫生核算体系的生产范围。通过界定医疗卫生核算体系的基本范畴,确定应纳入医疗卫生核算生产范围的医疗卫生及相关活动;二是将医疗卫生服务的功能与医疗卫生服务的供方机构加以区别,从而设置了相互独立的ICHA-HC分类[③]和ICHA-HP分类,这也是SHA核心分类体系的创新点。

医疗卫生服务功能分类的核心部分包括两类功能:一类是个人医疗卫生服务功能,另一类是公共医疗卫生服务功能。前者是指针对个人提供的医疗卫生服务;后者是指针对公众,由政府部门资助,并进行专项提供的医

① ICHA-HC分类根据医疗卫生服务的提供者和相关医疗卫生服务的提供者来划分医疗卫生产品和服务的类型。

② 在卫生账户体系中,交易是指供方和消费者之间、供方与筹资机构之间、筹资机构与消费者之间在市场或准市场上发生的交易。有关交易的主要类型,参见SNA2008:2.26ff.或ESA95:1.33。

③ ICHA-HC分类作为ICHA分类体系的核心分类之一,其内容包括了两个部分:一是医疗卫生服务功能,又称为医疗卫生服务的核心功能;二是相关医疗卫生服务功能,又称为准公共医疗卫生服务。

疗卫生服务，例如，慢性病防治服务和传染病防治服务等。表5－1是ICHA-HC核心功能分类表。

表5－1　医疗卫生服务功能分类表

ICHA代码	医疗卫生服务功能
HC.1	治疗服务
HC.1.1	住院治疗服务
HC.1.2	日间治疗服务
HC.1.3	门诊治疗服务
HC.1.4	治疗性家庭服务
HC.2	康复服务
HC.2.1	住院病人康复服务
HC.2.2	日间治疗病人康复服务
HC.2.3	门诊康复服务
HC.2.4	康复性家庭服务
HC.3	长期护理服务
HC.3.1	住院病人长期护理服务
HC.3.2	日间长期护理服务
HC.3.3	长期护理服务:家庭保健
HC.4	医疗卫生的辅助服务
HC.4.1	门诊实验室
HC.4.2	影像诊断
HC.4.3	病人运送和紧急救援
HC.4.9	所有其他各种辅助服务
HC.5	门诊病人的药物供给
HC.5.1	药品和其他医疗易耗品
HC.5.2	医疗器械和其他医疗耐用品
HC.6	预防和公共卫生服务
HC.6.1	妇幼卫生服务:计划生育和咨询
HC.6.2	学校卫生服务
HC.6.3	传染性疾病的预防
HC.6.4	非传染性疾病的预防
HC.6.5	职业卫生保健
HC.6.9	所有其他公共卫生服务
HC.7	卫生管理和健康保险
HC.7.1	一般的政府卫生管理
HC.7.2	卫生管理和健康保险:私人部分

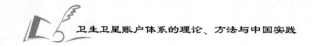

上表从医疗卫生功能角度界定了医疗卫生服务体系的基本内容，在构建和编制医疗卫生账户体系以及进行医疗卫生服务产出核算时，也要以上述分类体系作为主体部分。

医疗卫生功能分类的核心部分为个人和公共医疗卫生货物和服务分类，同时还包括两项备忘分类：

一是报告项目。包括药品总费用、传统药物与补充替代药物、预防与公共医疗卫生服务三类。其中，药品消费是医疗卫生政策关注的重点内容，在核心部分，有关消费者直接购买的药品已经计入 HC. 5. 1（药品和其他医疗易耗品）中，还有一部分药品消费作为病人治疗过程的中间消耗而没有在核心部分体现，因此，药品总费用被单独列出。对于传统药物与补充替代药物（如中国的中药和中医疗法），由于其在中、高人均收入国家具有较高的增长率，同时具有重要的文化价值，因此，该类别被单独列出。另外，为了全面观察预防与公共医疗卫生服务的支出情况，也特将该类别单独列出。

二是医疗卫生相关服务功能分类。该类服务也可以称作准公共医疗卫生服务，或者其他公共医疗卫生服务，是指患者所接受的、由检验检测部门、健康体检部门、妇幼医疗卫生服务部门或长期护理部门提供的公共医疗卫生服务[①]，其他公共医疗卫生服务的接受者既包括政府部门，也包括个人，即支付的主要形式是由政府提供一定份额的补贴，不足部分由个人支付，因此，该类服务具有较强的外部效应。表 5－2 是 ICHA-HC 分类体系中的医疗卫生相关服务功能分类表。

需要注意的是，虽然医疗卫生服务的相关功能与核心功能在服务的提供过程、组织机构和工作人员等方面的联系较为紧密，但是，由于二者的具体功能不同，因此，仍然需要将二者加以区分，尽可能地将医疗卫生服务的相关功能排除在核心功能之外。

① 准公共医疗卫生服务不包括疾病控制和妇幼卫生等公共医疗卫生服务。

表 5—2　医疗卫生服务相关功能分类表

ICHA 代码	医疗卫生服务相关功能
HC. R	医疗卫生相关功能
HC. R. 1	医疗卫生保健提供机构的资本构成
HC. R. 2	医疗卫生人员的教育与培训
HC. R. 3	医疗卫生的相关研发活动
HC. R. 4	食物、基因和饮用水的控制
HC. R. 5	环境的改善
HC. R. 6	帮助疾病患者和身体有缺陷者的社会服务管理与提供
HC. R. 7	医疗卫生相关现金福利的提供与管理

因此,ICHA-HC 的完整分类如表 5—3 所示:

表 5—3　ICHA-HC 分类表

项　　目	代　码	分　　类
核心部分:个人和公共医疗卫生货物和服务分类	HC. 1	治疗服务
	HC. 2	康复服务
	HC. 3	长期护理服务(医疗)
	HC. 4	辅助性服务
	HC. 5	医疗用品
	HC. 6	预防服务
	HC. 7	治理、卫生行政和筹资管理
	HC. 9	其他未区分的卫生保健服务
备忘分类:报告项目	HC. RI. 1	药品消费总额
	HC. RI. 2	传统药物与补充替代药物
	HC. RI. 3	预防与公共卫生服务
备忘分类:医疗卫生相关功能分类	HCR. 1	长期护理服务(社会)
	HCR. 2	多部门联合作用的健康促进活动

(2)ICHA-HF 分类

资金是医疗健康产业运转与发展必备的物质条件与基础保障,是医疗卫生经济宏观与微观运行的桥梁，联系着医疗卫生服务生产与再生产的各个环节与各个方面，提供医疗卫生服务资金的机构在医疗卫生服务体系中占据着重要的地位，因此，SHA(2000)设立了ICHA-HF分类。

医疗卫生服务的重要特征之一是服务的消费者与服务的购买者并不一致，医疗卫生服务的购买者包括政府部门和住户部门两个部分，而医疗卫生服务的消费者只有住户部门，因此，服务的消费者不同于购买者。实际上，ICHA-HF是针对医疗卫生服务的购买者或筹资机构进行的专门分类。需要指出的是，在SHA(2011)中，新增了一项与ICHA-HF分类相类似的分类，称为ICHA-FS分类，ICHA-FS分类所纳入的是为筹资机构提供资金的部门，也就是医疗卫生服务的实际出资机构。在NHA中，对筹资机构和筹资来源进行了明确的区分，并构建了二者之间的相互平衡关系。

在各国医疗卫生费用核算的实践过程中，可以较为灵活地对现行的筹资机构分类(见表5—4)加以扩展和补充。与ICHA-HC分类相类似，可以根据各国的实际情况，将ICHA-HF分类中的筹资机构进一步细分，例如，在中央政府(HF.1.1.1)类别下，可以增补卫生部、教育部等部门。另外，由于社会保障基金(HF.1.2)包括多种类型，则可以在该项下进一步增加更详细的分类项目。例如，墨西哥在进行医疗卫生费用核算时，在私人部门(HF.2)分类项目下列出了较多的细分项目，目的是将各类医疗卫生保险费用[①]进行比较分析。同时，部分中低收入国家也有必要对私人家庭支付项目(HF.2.3)再进一步细分，因为，对于大部分中低收入国家而言，由家庭支付的卫生费用通常占卫生总费用的半数以上，所以，有必要将HF.2.3分类项进一步分解，这样才能够更好地区分医疗保险共付费用、治疗服务费用、政府医疗卫生机构费用、药品费用以及其他投入等方面的费用。

---

① 值得说明的是，在医疗卫生费用核算中，保险计划可分为三类：社会保障基金(HF.1.2)是法律法规要求实施的；私人社会保险(HF.2.1)仅针对有限的人群，参加社会保险的人必须是公司的职员(包括退休人员)、贸易团体或协会的成员等；其他私人健康保险(HF.2.2)，即通常所说的可自愿参加的医疗保险，任何社会成员都可以加入。

表 5—4　ICHA-HF 分类表

ICHA 代码	医疗卫生服务筹资机构
HF. 1	政府
HF. 1. 1	排除社会保障基金的政府
HF. 1. 1. 1	中央政府
HF. 1. 1. 2	州/省政府
HF. 1. 1. 3	地方/市政府
HF. 1. 2	社会保障基金
HF. 2	私人部门
HF. 2. 1	私人社会保险
HF. 2. 2	私人保险(不包括私人社会保险)
HF. 2. 3	私人家庭
HF. 2. 4	为住户服务的非营利机构(除社会保险外)
HF. 2. 5	公司(不包括健康保险)
HF. 3	国外

需要指出的是，NHA 将公共部门(HF. A)和非公共部门(HF. B)纳入 ICHA-HF 分类，具体划分见表 5—5，其目的是既可以对筹资机构进行整合，又与 SHA 和 SNA 的分类原则保持一致，具体操作过程可以通过下列三个步骤完成：一是在私人社会保险(HF. 2. 1)项下，增加政府职员医疗保险(HF. 2. 1. 1)子分类和私人单位医疗保险(HF. 2. 1. 2)子分类；二是增加非国有企业(HF. 2. 5. 1)子分类和私立非国有企业和公司(HF. 2. 5. 2)子分类；三是将政府支出(HF. 1)、政府职员医疗保险(HF. 2. 1. 1)与非国有企业(HF. 2. 5. 1)相结合，合并为公共部门(HF. A)支出，在私人部门(HF. 2)中扣除 HF. 2. 1. 1 项和 HF. 2. 5. 1 项，便可计算非公共部门支出。

表 5—5　ICHA-HF 分类的延伸表

ICHA 代码	医疗卫生服务筹资机构
HF. A	公共部门
HF. 1. 1	领土政府
HF. 1. 1. 1	中央政府
HF. 1. 1. 2	州(省)政府

表 5—5 续表

ICHA 代码	医疗卫生服务筹资机构
HF.1.1.3	地方(市)政府
HF.1.2	社会保障基金
HF.2.1.1	政府职员保险
HF.2.5.1	非国有企业
HF.B	非公共部门
HF.2.1.2	私人单位保险
HF.2.2	私人企业保险(不包括社会保险)
HF.2.3	家庭现金支付
HF.2.4	为家庭提供服务的非营利机构(不包括社会保险)
HF.2.5.2	私立非国有企业和公司(不包括社会保险)
HF.3	

注:表中 HF.2.1.1、HF.2.5.1、HF.2.1.2 和 HF2.5.2 为 NHA 对 ICHA-HF 的延伸部分。

2. 账户体系

在 SHA(2000)中,由 ICHA-HP、ICHA-HC 和 ICHA-HF 三种分类体系的交叉组合形成一系列医疗卫生支出核算账户[①],被界定为核心医疗卫生支出核算体系,该体系核算的总量指标是经常性卫生总支出,包括个人医疗卫生服务支出、门诊病人医疗器械(用品)支出、医疗卫生预防和公共服务支出、医疗健康管理和卫生保险支出四个部分。

SHA(2000)通过三维核心分类体系的交叉组合,编制医疗卫生费用核算的交叉矩阵表,称为核心医疗卫生支出核算体系,主要包括:HC×HP 表(按功能和供方划分)、HP×HF 表(按供方和筹资机构划分)和 HC×HF 表(按功能和筹资机构划分)等,由此可以分析三大类问题,即医疗卫生产品(服务)的消费情况、供给情况和筹资情况。其中,医疗卫生产品(服务)的消费主要包括向个人提供的医疗卫生服务消费[②]、付费家庭护理服务消费[③]和

① 参见:http://www.oecd-ilibrary.org/social-issues-migration-health/A-system-of-health-accounts.

② 不包括资本形成。

③ 不包括无酬家庭护理服务。

以买方价格计算的医疗卫生产品消费[①]等;医疗卫生产品(服务)的供给包括五个部分,分别为:提供住院服务的供方、提供门诊服务的供方[②]、提供公共医疗卫生管理和保险服务的供方、其他供方和国外等;医疗卫生产品(服务)的筹资涵盖政府支出、私人部门支出和国外支出等。

核心的医疗卫生支出核算体系针对的是被个人和整个社会所消费的医疗卫生用品和服务,SHA(2000)已经明确了医疗卫生支出核算体系的核心构成,即核心医疗卫生支出核算体系是指由医疗卫生服务功能、供方和筹资机构所界定的部分。图5—1即为核心医疗卫生支出核算体系的各个层面。

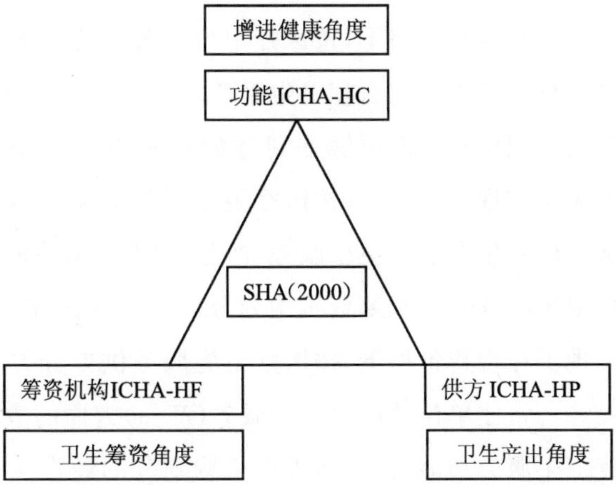

图5—1 核心医疗卫生支出核算体系的各个层面示意图

现阶段,在核算账户的标准化和国际通用性方面,医疗卫生账户体系与国民经济核算体系还存在较大的差距,产生这一问题的主要原因是:各个国家的医疗卫生体制不同,政策制定者和相关决策部门对本国医疗卫生问题的侧重点和关注度也不同,导致各个国家在进行医疗卫生核算实践时,往往根据本国的国情对医疗卫生账户加以调整,即医疗卫生账户体系具有国家属性,例如,中国的医学体系不仅包括西医疗法,还包括中医疗法,并且中医

① 不计算医疗卫生产品(服务)生产和销售的贸易差价。

② 包括门诊医疗用品的零售商。

所占的份额较大，那么在进行医疗卫生功能分类时，也要将中医体系的相关内容融入其中，因此，不同国家的医疗卫生账户在核算方法、核算原则以及总量指标等方面都会存在差异。

即便如此，SHA(2000)仍旧从医疗卫生核算的概念、范围以及账户体系方面建立了可供国际比较的标准化框架，该框架由一系列具有数据衔接和平衡关系的账户构成，称之为SHA(2000)的核心卫生费用核算体系，其中的每一个子账户都从特定角度阐释了医疗卫生体系的基本内涵和特征。具体的账户包括10张表格，分别为①：

(1)按医疗卫生服务功能和筹资机构划分的经常性医疗卫生支出表(表5－6)。此表展现了在现行价格下，按医疗卫生服务功能分类和筹资机构分类划分的，国民经济常驻单位在医疗卫生服务(产品)方面的最终消费情况。

(2)按医疗卫生服务功能和供方划分的经常性医疗卫生支出表(表5－7)。此表展现了在现行价格下，按医疗卫生服务功能分类和供方分类划分的，国民经济常住单位在医疗卫生服务(产品)方面的最终消费情况。

(3)按医疗卫生服务供方和筹资机构划分的经常性医疗卫生支出表(表5－8)。此表展现了在现行价格下，按医疗卫生服务供方分类和筹资机构分类划分的，国民经济常住单位的医疗卫生服务(产品)方面的最终消费情况。

(4)按医疗卫生服务功能、供方和筹资机构划分的经常性医疗卫生支出表(表5－9)。此表的纵栏列示了个人医疗卫生服务支出以及公共医疗卫生服务支出，统称为医疗卫生服务的总支出，展现了在现行价格下，按医疗卫生服务功能分类和供方分类划分的，国民经济常住单位在医疗卫生服务(产品)方面的最终消费情况。

(5)涵盖医疗卫生相关服务功能的医疗卫生总支出表。该账户将医疗卫生相关服务功能划分为个人医疗卫生服务支出和公共医疗卫生服务支出两类，展现了医疗卫生相关服务备注项的支出情况。

① 本书仅列示出由ICHA-HC分类、ICHA-HF分类和ICHA-HP分类的交叉组合所构建出的基本账户体系，即表5－6至表5－9，其余账户的详细内容参见：艾伟强．全口径医疗卫生行业的核算原理与方法[M].北京：中国统计出版社，2016.

(6)按国际疾病分类体系划分的个人医疗卫生支出表。此表展现了按ICDs分类的主要类别划分的当期个人医疗卫生服务支出情况。

(7)按年龄组和性别划分的个人医疗卫生支出表。此表展现了各个年龄组和不同性别的群体当期个人医疗卫生服务支出情况[①]。

(8)医疗卫生服务的价格指数表。为了便于进行医疗卫生服务的不变价核算,此表展现了全部医疗卫生货物和服务的消费者价格指数。

(9)医疗卫生服务的国际贸易表。此表展现了各类医疗卫生服务提供单位和按照服务类型划分的医疗卫生服务的进口情况[②]。

(10)医疗卫生服务行业的就业信息表。此表展现了医疗卫生服务体系所吸纳的劳动力数量、工作时长等基本信息。

图5—2展现了SHA(2000)下的信息流结构图,图中展现了医疗卫生体系的资金在ICHA-HC分类、ICHA-HP分类和ICHA-HF分类三种分类下的流动情况。

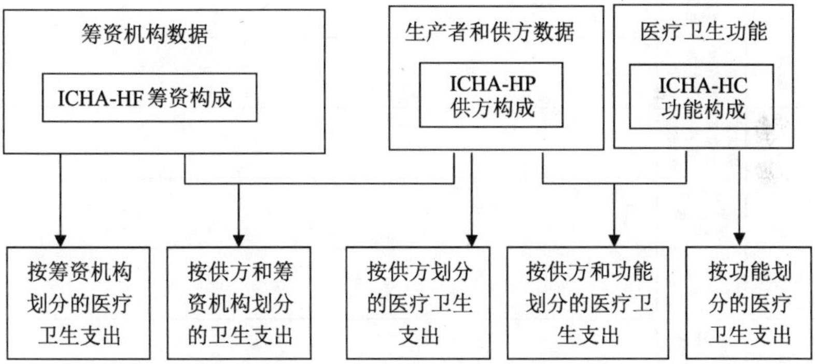

图5—2　SHA(2000)信息流结构图

① 越来越多的OECD成员国按此表对个人医疗卫生服务进行调查和测算。但是,在许多国家,相应的测算质量远没有达到医疗卫生政策和计划的要求。当根据ICHA的定义确定个人医疗卫生服务的范围时,现有年龄分布数据的变化是十分重要的。

② 居民在国外旅行时所使用的医疗卫生服务不同于保险服务,目前,大多数国家的国民经济核算体系都没有列入医疗卫生服务的国际贸易,这样会低估相应国家的医疗卫生服务产出,因此,此表的意义重大。

表 5—6　按医疗卫生服务功能和筹资机构划分的经常性医疗卫生支出表

		HF. 1	HF. 1. 1	HF. 1. 2	HF. 1. 3	HF. 2	HF. 3	HF. 3. 1	HF. 3. 2	HF. 4	HF. 4. 1	HF. 4. 2	All HF	备忘项报告项：HF. RI. 1	HF. RI. 2 HF. 1＋HF. 3. 2. 1	HF. RI. 3 HF. 2. 1＋HF. 3. 2. 2
		强制性卫生筹资方案	政府方案	强制性医疗保险缴费	强制医疗储蓄账户(CMSA)	自愿医疗保险支付方案	家庭卫生支出	费用共担外的家庭卫生支出	与第三方缴费共担	国外筹资方案	强制性方案	自愿筹资方案	所有筹资方案	机构单位	包括个人卫生支出的方案	包括个人卫生支出的方案
HC. 1	治疗服务															
HC. 2	康复服务															
HC. 1＋HC. 2	治疗服务和康复护理服务															
HC. 3	长期护理服务(卫生)															
HC. 4	辅助医疗卫生服务															
HC. 5	医疗卫生用品															
HC. 6	预防服务															
HC. 7	治理、医疗卫生系统和筹资管理															
HC. 8	其他未分类的服务															
All HC	所有医疗卫生功能															
备忘项																
报告项																
HC. RI. 1	药品总费用															
HC. RI. 2	传统、补充和替代医学															
HC. RI. 3	预防和公共卫生服务(SHA2000)															
卫生相关项																
HCR. 1	长期护理(社会)															
HCR. 2	多部门合作的健康促进															

表 5—7 按医疗卫生服务供方和服务功能划分的经常性医疗卫生支出表

		HP.1	HP.1.1	HP.1.2	HP.1.3	HP.2	HP.3	HP.3.1	HP.3.2	HP.3.3	HP.3.4	HP.3.5	HP.4	HP.5	HP.6	HP.7	HP.8	HP.9	All HP
		医院	综合医院	神经医院	专科医院（神经医院除外）	居民长期护理机构	门诊服务提供机构	诊所	牙科诊所	其他诊所	门诊服务中心	家庭医疗卫生服务提供机构	辅助性服务提供机构	医疗用品零售机构及其他机构	预防服务提供机构	卫生行政和筹资管理机构	其他经济单位	国外卫生服务提供机构	所有卫生服务提供机构
HC.1	治疗服务																		
HC.2	康复服务																		
HC.1+HC.2	治疗服务和康复护理服务																		
HC.3	长期护理服务(卫生)																		
HC.4	辅助医疗卫生服务																		
HC.5	医疗卫生用品																		
HC.6	预防服务																		
HC.7	治理、卫生系统和筹资管理																		
HC.8	其他未分类的服务																		
All HC	所有卫生功能																		
备忘项																			
报告项																			
HC.RI.1	药品总费用																		
HC.RI.2	传统、补充和替代医学																		
HC.RI.3	预防和公共医疗卫生服务(SHA2000)																		
医疗相关项																			
HCR.1	长期护理(社会)																		
HCR.2	多部门合作的健康促进																		

表 5—8　按医疗卫生服务供方和筹资机构划分的经常性医疗卫生支出表

			HF. 1	HF. 1. 1	HF. 1. 2	HF. 1. 3	HF. 2	HF. 3	HF. 3. 1	HF. 3. 2	HF. 4	HF. 4. 1	HF. 4. 2	All HF	备忘项报告项：HF. RI. 1	HF. RI. 2 HF. 1+HF. 3. 2. 1	HF. RI. 3 HF. 2. 1+HF. 3. 2. 2
			强制性卫生筹资方案	政府方案	强制性医疗保险缴费	强制医疗储蓄账户（CMSA）	自愿医疗保险支付方案	家庭卫生支出	费用共担外的家庭卫生支出	与第三方缴费共担	国外筹资方案	强制性方案	自愿筹资方案	所有筹资方案	机构单位	包括个人卫生支出的方案	包括个人卫生支出的方案
HP. 1		医院															
	HP. 1. 1	综合医院															
	HP. 1. 2	神经医院															
	HP. 1. 3	专科医院（神经医院除外）															
HP. 2		居民长期护理机构															
HP. 3		门诊服务提供机构															
	HP3. 1	诊所															
	HP. 3. 2	牙科诊所															
	HP. 3. 3	其他诊所															
	HP. 3. 4	门诊服务中心															
	HP. 3. 5	家庭卫生服务提供机构															
HP. 4		辅助性服务提供机构															
	HP4. 1	患者转运和急救服务提供机构															
	HP. 4. 2	医学诊断实验室															
	HP. 4. 9	其他辅助性服务提供机构															
HP. 5		医疗用品零售机构及其他机构															
	HP5. 1	药店															
	HP. 5. 2	医疗耐用品和器械零售机构和其他机构															
	HP. 5. 9	其他医疗用品零售机构及其他机构															
HP. 6		预防服务提供机构															
HP. 7		卫生行政和筹资管理机构															
	HP7. 1	卫生行政管理机构															
	HP. 7. 2	社会医疗保险机构															
	HP. 7. 3	私人医疗保险管理机构															
	HP. 7. 9	其他管理机构															
HP. 8		其他经济单位															
HP. 9		国外卫生服务提供机构															
HP. 10		国外卫生服务提供机构															
All HP		所有卫生服务提供机构															

表 5—9 按医疗卫生服务功能、供方和筹资机构划分的经常性医疗卫生支出表

支出目录	医疗卫生功能 ICHA-HC	供方 ICHA-HP	当期卫生总支出	ICHA-HF 资金来源									
				HF. 1	HF. 1. 1	HF. 1. 2	HF. 2	HF. 2. 1	HF. 2. 2	HF. 2. 3	HF. 2. 4	HF. 2. 5	HF. 3
				一般政府	(除社会安全外)一般政府	社会保障基金	私人部门	私人社会保险	其他私人保险	私人家庭现金支出	服务家庭的非营利组织(除社会保险外)	公司(除卫生保险外)	国外
住院护理(包括日间)	HC. 1. 1;1. 2 HC. 2. 1;2. 2	所有产业											
医疗和康复保健													
综合性医院		HP. 1. 1											
专门性医院		HP. 1. 2+1. 3											
专业护理和社区保健机构		HP. 2											
所有其他供应者		所有其他											
长期专业护理	HC. 3. 1;3. 2	所有产业											
综合性医院		HP. 1. 1											
专门性医院		HP. 1. 2+1. 3											
专业护理和社区保健机构		HP. 2											
所有其他供应者		所有其他											
门诊医疗和康复保健	HC. 1. 3;2. 3	所有产业											
医院		HP. 1											
医生诊所		HP. 3. 1											
牙科诊所		HP. 3. 2											
其他医疗卫生从业人员诊所		HP. 3. 3											
门诊保健中心		HP. 3. 4											
所有其他供应者		所有其他											
家庭卫生保健	HC. 1. 4;2. 4;3. 3	所有产业											
医疗卫生辅助服务	HC. 4	所有产业											
开给门诊病人的医疗物品	HC. 5	所有产业											
药品 其他医疗消耗品	HC. 5. 1												
处方药	HC. 5. 1. 1												
非处方药	HC. 5. 1. 2												
其他医疗消耗品	HC. 5. 1. 3												
治疗设备,其他医疗耐用品	HC. 5. 2												
眼镜及其他视觉产品	HC. 5. 2. 1												
整形设备,其他修补	HC. 5. 2. 2												
所有其他耐用医疗物品杂项	HC. 5. 2. 3—5. 2. 9												
预防和公共医疗卫生服务	HC. 6	所有产业											
医疗卫生管理和医疗卫生保险	HC. 7	所有产业											
医疗卫生当期总支出	HC. 1—HC. 7	所有产业											

(二)SHA(2011):扩展支出核算体系

SHA(2000)的实施已经充分表明各国对医疗卫生账户体系设置的具体要求是不同的,因此,就需要清楚地界定其中的核心体系,以便各国之间医疗卫生服务与商品流动的规模、结构,以及相应的资金在个体、供方和筹资机构之间的流动可以相互比较。所以,在SHA(2011)中,对医疗卫生账户体系的范畴进行了界定,将其区分为核心的医疗卫生支出核算体系和扩展的医疗卫生支出核算体系。

1. 基本分类

OECD等国际组织自2007年开始了对SHA(2000)的修订工作,修订后的版本称为SHA(2011)。图5-3中显示了医疗卫生核算体系的基本分析架构,该框架是界定SHA核心核算维度和SHA扩展核算维度的重要依据,通过该图可知,SHA(2011)不仅可以从医疗卫生功能、供方和资金筹集角度开展医疗卫生支出核算,还可以通过对医疗卫生支出核算基本分类体系的补充,进一步从不同年龄组合、性别组合、受益人群、病种病例和资金来源角度开展医疗卫生支出核算。

理论上,医疗卫生支出核算体系与国民经济核算体系在数据上应具备兼容性,在核算范围上应具有一致性①,但是,在国际医疗卫生支出核算体系的研究、开发与实践的过程中,是否应将某些特定的医疗卫生及相关服务(如医学相关的教育、科研、营养和环境等)纳入医疗卫生支出的核算范围则存在着较多争议。为增强各个国家医疗卫生支出核算数据的国际可比性,SHA(2011)在原有SHA(2000)核心医疗卫生支出核算体系的基础上,增加了扩展医疗卫生支出核算体系,现阶段,核心医疗卫生支出数据的核算方法

① 陶四海等(2010)指出:“由于分析目的不同,两种核算体系将以不同的方式来汇总和报告数据。”SHA(2011)希望可以探寻医疗卫生支出核算体系与国民经济核算体系之间的联系,将医疗卫生支出核算的各个维度融入国民经济核算的一系列账户中,从而对评价医疗卫生支出的筹集和使用效率起到更大的作用。

较成熟，数据[①]可用于国际比较[②]。

近年来，由于医疗健康产业的兴起与快速发展，医疗卫生体系的影响因素越发复杂，需要卫生费用核算体系做出调整以适应医疗卫生体系的新变化和新趋势。在此背景下，OECD、Eurostat 和 World Bank 联合对 SHA(2000)做出修订，并于 2011 年公布了 SHA(2011)。SHA(2011)在 SHA(2000)三维核心分类的基础上，新增三类补充分类，分别是：ICHA-FA 分类、ICHA-FS 分类和 ICHA-FP 分类，即 SHA(2011)从六个不同的维度，将医疗卫生体系内资金的筹集、分配到消费的运动全过程纳入其中，其账户体系的数量也随之增加。同时，SHA(2011)与 SNA(2008)在基本分类体系方面建立了对应关系，这也为 HSA 产出核算账户的建立奠定基础。SHA(2011)核心核算框架、扩展核算框架的结构，以及 SHA(2011)与 SNA(2008)核心分类的对应关系如图 5－3 所示。

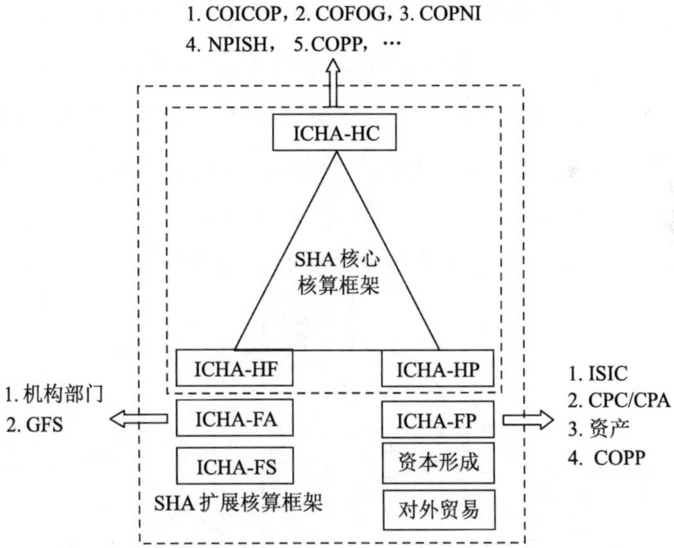

图 5－3 SHA(2011)与 SNA(2008)核心分类的对应关系图

① 包括经常性医疗卫生支出和资本形成。

② 不同国家或地区可以根据本国家或本地区的实际情况，决定是否将医疗卫生相关功能的医疗卫生支出纳入核算的范围。

SHA(2011)认为:医疗卫生体系所从事的生产活动包括为增进个体健康消费的医疗卫生服务和为开展医疗卫生服务提供支持的活动。在健康决定因素方面,新增家庭医疗卫生服务、社区医疗卫生服务、中间消费、资源成本和筹资渠道等方面的支出;在健康结果方面,新增疾病费用支出、非货币化的费用支出、非医疗产品、资本形成、医学研发、教育和人力资源等方面的支出。因此,卫生支出核算体系不仅应包括核心卫生支出核算体系,还应包括扩展卫生支出核算体系。SHA(2011)界定的扩展卫生支出核算体系在核心体系的基础上纳入资本形成、受益人群、人力资源和非货币的医疗卫生支出等。SHA(2011)新增的扩展核算框架,能够全面清晰地反映医疗卫生资金流动的整个过程,为相关政策制定和调整提供决策依据,主要表现在三个环节:

一是在筹资环节,新增 ICHA-FA 和 ICHA-FS 分类,进一步回答筹资方案的资金来源以及筹资渠道等,以此阐释医疗卫生筹资的公平性、稳定性和持续性;二是在生产环节,新增 ICHA-FP 分类,进一步回答医疗卫生服务供方在医疗健康产品(服务)的提供过程中所消耗的资本投入和资源成本,为医疗卫生体系的投入和产出分析提供依据;三是在消费环节,进一步回答医疗健康产品(服务)的消费渠道,例如,资金在各类疾病,不同年龄和性别的人群,以及不同经济发展水平的各类地区等方面的分布,为疾病控制的优先

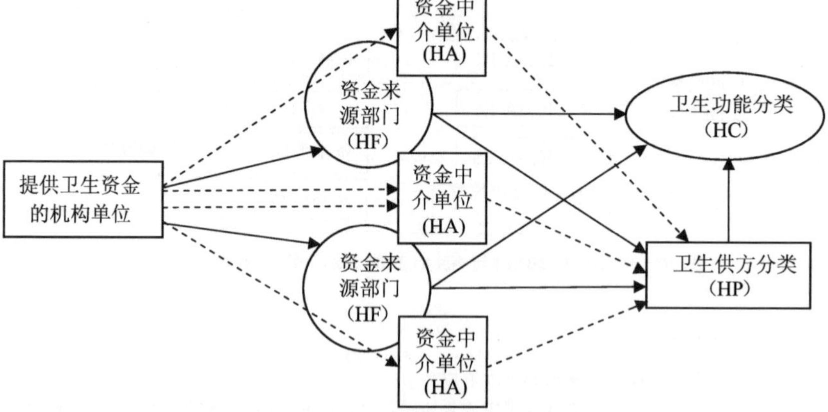

图 5—4 SHA(2011)资金流动框架图

领域和医疗卫生服务利用的公平性分析等提供依据。具体内容见表5－10、表5－11和表5－12。SHA(2011)资金流动的过程如图5－4所示，图中实线表示医疗卫生资金的基本架构关系，虚线表示实际的资金流。

表5－10　医疗卫生服务资金来源分类(ICHA-FS)表

代码	内容	代码	内容
FS.1	来自政府收入的转移支付(用于医疗卫生)	FS.7	国外直接转移支付
FS.1.1	内部转移支付和补助	FS.7.1	国外直接资金转移支付
FS.1.2	政府为特殊群体的转移支付	FS.7.1.1	双边直接资金转移支付
FS.1.3	补贴	FS.7.1.2	多边直接资金转移支付
FS.1.4	政府收入的其他转移支付	FS.7.1.3	其他国外直接资金转移支付
FS.2	来自国外由政府分配的转移支付	FS.7.2	国外直接实物援助
FS.3	社会保险缴费	FS.7.2.1	国外直接物品援助
FS.3.1	雇员社会保险缴费	FS.7.2.1.1	直接双边物品援助
FS.3.2	雇主社会保险缴费	FS.7.2.1.2	直接多边物品援助
FS.3.3	自我雇佣者社会保险缴费	FS.7.2.1.3	其他直接物品援助
FS.3.4	其他社会保险缴费	FS.7.2.2	国外直接实物援助：服务(包括技术援助)
FS.4	强制性预付	FS.7.3	其他国外直接转移支付(未区分)
FS.4.1	个人/家庭的强制性预付	备注项	
FS.4.2	雇主强制性预付	报告项	
FS.4.3	其他强制性预付收入	FS.RI.1	为筹资方案提供收入的机构
FS.5	自愿性预付	FS.RI.1.1	政府
FS.5.1	个人/家庭的自愿性预付	FS.RI.1.2	企业
FS.5.2	雇主自愿性预付	FS.RI.1.3	住户
FS.5.3	其他自愿性预付收入	FS.RI.1.4	为住户服务的非营利机构
FS.6	其他未区分的国内收入	FS.RI.1.5	国外机构
FS.6.1	来自家庭	FS	相关条目
FS.6.2	来自企业	FSR.1	贷款
FS.6.3	来自为住户提供服务的非营利机构	FSR.1.1	政府贷款
		FSR.1.2	私立组织贷款
		FSR.2	按捐赠者估价的实物援助

表 5—11　医疗卫生服务提供要素分类(ICHA-FP)表

代　码	内　　容	代　码	内　　容
FP. 1	雇员补偿	FP. 3. 2. 1	药品
FP. 1. 1	工资和薪金	FP. 3. 2. 2	其他医疗卫生保健产品
FP. 1. 2	社会保险缴费	FP. 3. 3	非医疗卫生服务
FP. 1. 3	与雇员相关的其他支出	FP. 3. 4	非医疗卫生保健产品
FP. 2	自我雇佣者的报酬	FP. 4	固定资本消耗
FP. 3	材料和服务使用	FP. 5	其他投入要素支出
FP. 3. 1	医疗卫生服务	FP. 5. 1	税费
FP. 3. 2	医疗卫生保健产品	FP. 5. 2	其他支出

表 5—12　医疗卫生服务资金提供机构分类(ICHA-FA)表

代　码	内　　容	代　码	内　　容
FA. 1.	一般政府	FA. 2. 1	商业保险公司
FA. 1. 1	中央政府	FA. 2. 2	互惠的和其他非营利保险组织
FA. 1. 1. 1	卫生部	FA. 3	企业(除保险公司外)
FA. 1. 1. 2	其他部委和公共单位(隶属中央政府)	FA. 3. 1	健康管理和服务提供企业
FA. 1. 1. 3	国民卫生服务局	FA. 3. 2	企业(除卫生服务提供机构外)
FA. 1. 1. 4	国民医疗保险局	FA. 4	为住户服务的非营利机构
FA. 1. 2	州/区域/地方政府	FA. 5	住户
FA. 1. 3	社会保障机构	FA. 6	国外机构
FA. 1. 3. 1	社会医疗保险机构	FA. 6. 1	国际组织
FA. 1. 3. 2	其他社会保障机构	FA. 6. 2	外国政府
FA. 1. 9	其他一般政府单位	FA. 6. 3	其他国外实体
FA. 2	保险公司		

2. 账户体系

根据 SHA(2011)的基本构成,医疗卫生支出核算的主要分类体系已经从 SHA(2000)的三维核心分类体系扩展到六个维度,具体包括:ICHA-HC、ICHA-HP、ICHA-HF、ICHA-FS、ICHA-FA 和 ICHA-FP 分类等,通过构建六维分类体系展现了医疗卫生服务体系从筹资到生产、到消费的资金运动全过程，为医疗卫生服务体系内部资金流动的测算和服务的绩效评估提供了重要的分析框架。医疗卫生支出主要总量及其构成情况见表5－13，按照ICHA-HF和ICHA-FS、ICHA-HF和ICHA-FA以及ICHA-HP和ICHA-FP划分的经常性医疗卫生支出账户见表5－14、表5－15和表5－16。

表5－13　医疗卫生支出主要总量及其构成表

医疗卫生支出类别	总　　量
个人医疗卫生服务	
用于门诊病人的医疗卫生商品	
	个人医疗卫生消费支出
预防和公共医疗卫生服务	
医疗卫生管理和健康保险	
	公共医疗卫生消费支出
	医疗卫生最终消费支出
职业医疗卫生保健服务	
政府对医疗卫生供方的(净)补贴	
对私人住户(家庭看护者)的现金转移	
	调整后的医疗卫生最终消费支出(经常性卫生总支出[①])
医疗卫生产业的资本形成总额	
	卫生总支出

从广义上讲，医疗卫生服务体系所提供的活动包括两个部分：一是为提高社会公众的健康水平提供的医疗卫生服务活动；二是为开展上述医疗卫生服务活动提供辅助支持的活动。因此，广义的医疗卫生支出核算体系也包括两个部分：一是核心的医疗卫生支出核算体系；二是扩展的医疗卫生支出核算体系[②]。

---

① 经常性卫生总支出指一个经济体在一定时期内，全社会用于卫生保健货物和服务的资金总额；卫生总费用指一个经济体在一定时期内，常住单位对卫生保健货物和服务的最终使用与卫生保健提供机构的资本形成总额之和。

② 扩展核算范围的目的是使各国的医疗卫生账户体系具有一定的灵活性，使其在与消费体系保持一致的情况下，能够在其中融入一些涉及医疗卫生相关活动和支持活动的变量。

表 5—14 按医疗卫生服务资金来源与筹资机构划分的经常性医疗卫生支出表

			FS. 1	FS. 1. 1	FS. 1. 2	FS. 1. 3	FS. 1. 4	FS. 2	FS. 3	FS. 4	FS. 5	FS. 6	FS. 7	All FS			备忘项/报告项、FS. RI. 1	FS. RI. 2	FSR. 1	. FSR. 2
			来自政府收入的转移支付	内部转移支付和补助	政府为特殊群体的转移支付	补贴	政府收入的其他转移支付	来自国外由政府分配的转移支付	社会保险缴纳	强制性预付（FS. 3除外）	自愿性预付	其他未区分的国内收入	直接国外转移支付	所有筹资方案的收入	筹资方案经常性总支出和资本转移	运转平衡	机构单位收入	国外总收入	贷款	按捐助者估价的实物援助
HF. 1		强制性卫生筹资方案																		
	HF. 1. 1	政府方案																		
	HF. 1. 2	强制性医疗保险缴费																		
	HF. 1. 3	强制医疗储蓄账户																		
HF. 2		自愿医疗保险支付方案																		
HF. 3		家庭卫生支出																		
	HF3. 1	费用共担外的家庭卫生支出																		
	HF. 3. 2	与第三方缴费共担																		
HF. 4		国外筹资方案																		
	HF. 4. 1	强制性方案																		
	HF. 4. 2	自愿筹资方案																		
All HF		所有筹资方案																		
备忘项																				
报告项																				
HF. RI. 1. 1		政府方案与强制医疗保险方案及家庭费用共担（HF. 1＋HF. 3. 2. 1）																		
HF. RI. 1. 2		自愿医疗保险方案及家庭费用共担（HF. 2. 1＋HF. 3. 2. 2）																		
HF. RI. 2. 1		政府																		
HF. RI. 2. 2		公司																		
HF. RI. 2. 3		住户																		
HF. RI. 2. 4		为住户服务的非营利机构																		
HF. RI. 2. 5		国外机构																		

表 5－15 按医疗卫生服务筹资机构与资金提供机构划分的经常性医疗卫生支出表

			FA. 1	FA. 1. 1	FA. 1. 2	FA. 1. 3	FA. 1. 9	FA. 2	FA. 2. 1	FA. 2. 2	FA. 3	FA. 3. 1	FA. 3. 2	FA. 4	FA. 5	FA. 6	FA. 6. 1	FA. 6. 2	FA. 6. 3	All FA
			广义政府	中央政府	州区地方政府	社会安全机构	其他	保险公司	商业保险公司	共同基金和其他非营利性保险机构	公司（保险公司除外）	健康管理与供应商公司	公司（卫生服务提供机构除外）	服务于家庭的非营利机构	家庭	国外其他	机构单位收入	国外总收入	贷款	所有筹资机构
HF. 1		强制性卫生筹资方案																		
	HF. 1. 1	政府方案																		
	HF. 1. 2	强制性医疗保险缴费																		
	HF. 1. 3	强制医疗储蓄账户																		
HF. 2		自愿医疗保险支付方案																		
	HF. 2. 1	自愿医疗保险方案																		
	HF. 2. 2	服务于家庭的非营利机构筹资方案																		
	HF. 2. 3	企业筹资方案																		
HF. 3		家庭卫生支出																		
	HF3. 1	费用共担外的家庭卫生支出																		
	HF. 3. 2	与第三方缴费共担																		
HF. 4		国外筹资方案																		
	HF. 4. 1	强制性方案																		
	HF. 4. 2	自愿筹资方案																		
All HF		所有筹资方案																		
备忘项																				
报告项																				
	HF. RI. 1. 1	政府																		
	HF. RI. 1. 2	企业																		
	HF. RI. 1. 3	住户																		
	HF. RI. 1. 4	为住户服务的非营利机构																		
	HF. RI. 1. 5	国外机构																		
	HF. RI. 2	政府方案与强制性医疗保险方案及家庭费用共担（HF. 1＋HF. 3. 2. 1）																		
	HF. RI. 3	自愿医疗保险方案及家庭费用共担（HF. 2. 1＋HF. 3. 2. 2）																		

表 5－16　按医疗卫生服务供方与提供要素划分的经常性医疗卫生支出表

			FP. 1	FP. 1. 1	FHP. 1. 2	FP. 1. 3	FP. 2	FP. 3	FP. 3. 1	FP. 3. 2	FP. 3. 3	FP. 3. 4	HF. 4. 2	FP. 4	FP. 5	FP. 5. 1	FP. 5. 2	All FP
			雇员收入	工资和薪金	社会缴纳	其他与雇员相关的成本	自雇职业者的报酬	所用的材料与服务	卫生保健服务	卫生保健用品	非卫生保健服务	非卫生保健用品	自愿筹资方案	固定资产消耗	投入的其他项目的花费	税收	其他花费项目	
HP. 1		医院																
	HP. 1. 1	综合医院																
	HP. 1. 2	神经医院																
	HP. 1. 3	专科医院（神经医院除外）																
HP. 2		居民长期护理机构																
	HP. 2. 1	长期护理机构																
	HP. 2. 2	精神卫生和物质滥用治疗机构																
	HP. 2. 9	其他居民长期护理机构																
HP. 3		门诊服务提供机构																
	HP3. 1	诊所																
	HP. 3. 2	牙科诊所																
	HP. 3. 3	其他诊所																
	HP. 3. 4	门诊服务中心																
	HP. 3. 5	家庭卫生服务提供机构																
HP. 4		辅助性服务提供机构																
	HP4. 1	患者转运和急救服务提供机构																
	HP. 4. 2	医学诊断实验室																
	HP. 4. 9	其他辅助性服务提供机构																
HP. 5		医疗用品零售机构及其他机构																
	HP5. 1	药店																
	HP. 5. 2	医疗耐用品、器械零售机构和其他机构																
	HP. 5. 9	其他医疗用品零售机构及其他机构																
HP. 6		预防服务提供机构																
HP. 7		卫生行政和筹资管理机构																
	HP7. 1	卫生行政管理机构																
	HP. 7. 2	社会医疗保险机构																
	HP. 7. 3	私人医疗保险管理机构																
	HP. 7. 9	其他管理机构																
HP. 8		其他经济单位																
	HP8. 1	提供家庭卫生服务的住户																
	HP. 8. 2	其他行业中次要卫生提供机构																
	HP. 8. 9	其他相关行业																
HP. 9		国外卫生服务提供机构																
All HP		所有卫生服务提供机构																

与广义医疗卫生支出核算体系的划分相对应，SHA（2011）界定了医疗卫生支出核算体系的核心组成，即由ICHA-HC、ICHA-HP和ICHA-HF分类所界定的核算体系，该体系的核算主体是由公众和全社会所消费的医疗卫生产品（服务）。在医疗卫生支出核算体系的基础上，通过融入资本形成、资源成本、出口、研发、教育、筹资渠道、人力资源和非货币化的医疗卫生支出数据等，SHA（2011）界定了扩展的医疗卫生支出核算体系。图5—5即为医疗卫生支出核算体系基本范畴的示意图。

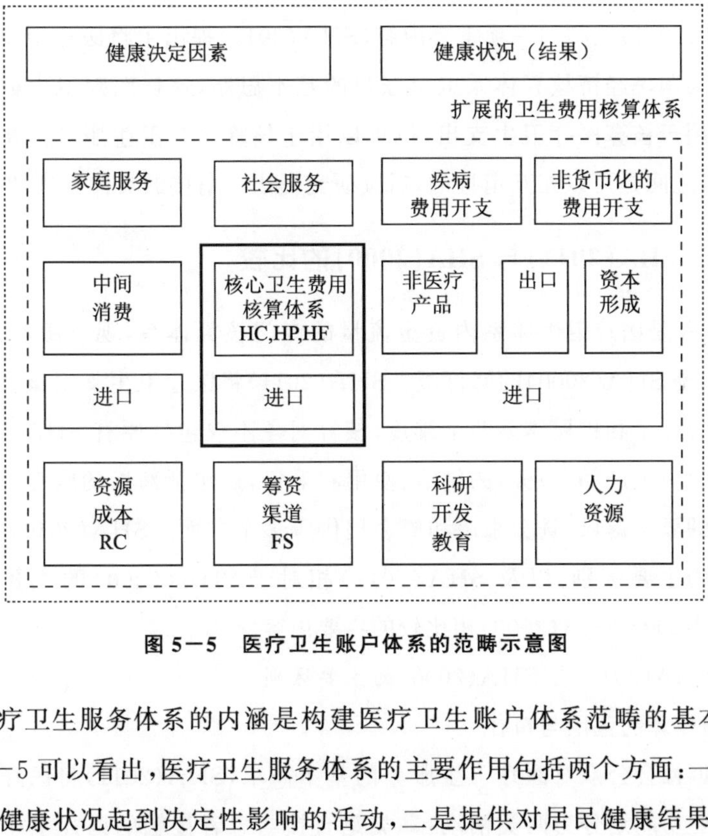

图5—5 医疗卫生账户体系的范畴示意图

医疗卫生服务体系的内涵是构建医疗卫生账户体系范畴的基本依据，从图5—5可以看出，医疗卫生服务体系的主要作用包括两个方面：一是提供对居民健康状况起到决定性影响的活动，二是提供对居民健康结果起到重要影响的活动。也就是说，可以将医疗卫生账户体系的范畴界定为：以提高和增进居民的健康状况和健康结果为目标，借助医疗卫生、护理以及辅助医疗卫生的相关知识和技术，由全社会的各类医疗卫生机构所提供的活动。

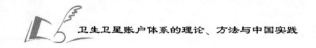

因此，扩展的医疗卫生支出核算体系应同时纳入关系到居民健康状况和健康结果的一系列相关活动费用的核算，并将这两类费用核算的内容加以区分：在居民健康状况方面，核算的具体类别不仅包括核心医疗卫生费用，还包括社会服务、家庭服务、进口、中间消费、资源成本（RC）和筹资渠道等方面的费用；在居民健康结果方面，核算的具体类别包括非货币化的费用开支、疾病费用开支、资本形成、非医疗产品、进出口、人力资源、医学研发和教育等方面的费用。

另外，在医疗卫生账户体系与国民经济核算体系之间建立衔接关系也是SHA（2011）兼顾的一项重要内容，SHA（2011）提出了将医疗卫生账户体系转变为国民经济核算体系卫星账户的基本思路，这样医疗卫生账户体系既可以用于核算医疗卫生支出，也可以用于核算医疗卫生服务产出。实际上，二者之间是可以相互衔接的，后续研究提出了衔接的具体方法和途径。

（三）SHA（2011）与SHA（2000）的比较

SHA是医疗卫生体系内资金流量的专门核算体系，现行版本是SHA（2011），是SHA（2000）的修订版。SHA（2011）将医疗卫生支出核算体系划分为核心体系和扩展体系两个维度，核算对象不仅包括原有SHA（2000）界定的医疗卫生产品（服务）的供给、使用和筹资，还包括新增的医疗卫生产品（服务）的要素提供、资金来源和资金提供等多个方面。SHA（2011）与SHA（2000）的主要区别，以及SHA（2011）相对于SHA（2000）的主要优势是SHA（2011）与SHA（2000）相比较的主要内容。

1. SHA（2011）与SHA（2000）的主要区别

（1）核算的范围与口径

根据社会公众对医疗卫生服务的基本需求，SHA（2011）将医疗卫生服务的主要功能划分为两类活动：一类是直接与患者接触的医疗卫生服务的提供活动，该类活动以维持、提高和促进个体的健康状况或群体的健康水平为主要目的；另一类是不直接与患者接触，而是通过医学研发、资本和人力资源投入等途径对医疗卫生产品（服务）的提供起到辅助支持作用的相关活动，如固定资本形成、医疗卫生教育与培训、医学科研等。在SHA(2011)中，将原有SHA(2000)中的医疗卫生总支出进一步区分为经常性医疗卫生支出和资本形成，并对二者分别加以核算。经常性医疗卫生支出指的是居民对医疗卫生产品(服务)的最终消费，资本形成指的是医疗卫生服务提供机构的资本投入，二者是性质不同的两类生产活动，因此，如果将二者加总在一起形成“卫生总支出”指标，则会使指标在计算口径与解释力等方面都受到影响，这也是SHA(2011)不建议使用“卫生总支出”的主要原因[①]。

(2)筹资维度

鉴于医疗卫生体系资金来源渠道的复杂性，SHA(2011)在筹资维度增加了ICHA-FA分类，FA分类体现社会公众在接受医疗健康服务的过程中，医疗卫生费用的筹资结构是如何构成的，资金主要来自商业医疗保险、社会统筹医疗保险、政府为公众购买的医疗卫生服务项目以及个人支付等途径。在SHA(2011)的扩展核算维度中，FA分类是筹资维度的核心部分，是医疗卫生服务筹资机构分类和资金来源分类进行衔接的桥梁。

(3)服务提供维度

医疗卫生服务提供机构维度的分类调整主要是依据近年来医疗卫生服务提供机构类型的变化，使其更加接近ISIC分类体系，更容易与医疗卫生服务功能维度相对应。较大的调整有：一是SHA(2011)将原HP.3门诊机构中的HP.3.5医学和诊断实验室、HP.3.9其他门诊机构(含急救服务机构、血液中心等)单独列出，在SHA(2011)中划分为HP.4辅助性医疗卫生服务提供机构，包括HP.4.1病人转运和急救机构、HP.4.2医学和诊断实验室、HP.4.9其他辅助性医疗卫生服务提供机构；二是SHA(2011)将HP.5药品和其他医疗用品零售机构中的二级分类进行简化和调整，调整为HP.5.1药房、HP.5.2药品零售和医疗器械零售机构、HP.5.9其他医疗用品零售机构。另外，SHA(2011)对原分类体系中的部分三级分类进行了调整和归并。

① SHA(2011)建议使用“经常性卫生支出”这一概念，将资本形成作为独立账户单独核算。

(4)服务功能维度

医疗卫生服务功能部分的修订主要基于所有服务都是用于居民消费这一原则,将原有的 HC. R. 1 资本形成在其他账户中单独核算。此外,调整较大的是预防服务部分。将 SHA(2000)中的 HC. 6 预防和公共医疗卫生服务修改为预防服务(Preventive Care),并将原有的二级分类(妇幼卫生、学校卫生、传染病预防、慢性病防控和职业卫生)调整为以项目为基础的信息教育和咨询、免疫规划、早期诊断、流行病学监测和疾病控制以及突发公共医疗卫生事件的应急等项目。

(5)服务提供要素

ICHA-FP 分类为 SHA(2011)的新增维度,是在与国民经济核算口径保持一致的基础上,结合资源成本(Resource Cost)建立的分类体系,FP 是指在医疗卫生产品(服务)的提供过程中,医疗卫生机构所消耗的人力、物力等基本投入,其中,既包括具体的医疗卫生资源消耗,也包括非医疗卫生资源类的相关投入,例如,医疗卫生服务提供过程中的人力投入(医护人员的工资)、固定资产折旧(医院建筑和医疗设备等)、相关商品和服务的投入(用水、用电和取暖费用等)等。

(6)资本形成

在对医疗卫生机构的服务能力进行评估时,有必要全面掌握医疗卫生体系在医疗设备和基础设施等方面的投入情况,因此,SHA(2011)纳入资本形成(Capital Formation)核算维度,主要内容包括固定资本形成(例如,医院的建筑和急救车等)、存货的变动(例如,血液中心库存的血液等),以及贵重物品的获得减处置等。

(7)受益人群

受益(Beneficiary)人群为 SHA(2011)的新增维度,主要用于分析各个年龄段、不同性别、病种和收入水平的各类人群在经常性医疗卫生支出方面的分布等,以此分析医疗卫生资源分配的公平性,以及用于分析疾病控制的优先领域和重点人群等。

2. SHA(2011)相对于SHA(2000)的优势

(1)增补核算维度,为医疗卫生政策的制定和调整提供依据

SHA(2011)在医疗卫生供方、功能和筹资维度核算方面与SHA(2000)保持一致,这样使二者之间的核算数据可以相互转化,从而实现时间序列数据的比较。同时,SHA(2011)新增的扩展维度,更加全面、系统地展现了医疗卫生体系内资金流动的全过程,进而也为医疗卫生政策的制定和调整提供更加充分的依据①。

(2)提高了医疗卫生支出核算的科学性,增强了数据的可比性

在符合国民经济核算体系基本原则②的基础上,SHA(2011)构建了医疗卫生服务体系经济分析的完整框架,该框架与医疗卫生服务体系近年来的发展和变化情况相适应,同时,其基本分类体系的设置主要依据ISIC4.0分类,也进一步提高了与国民经济核算数据的可比性。因此,SHA(2011)能更好地反映世界范围内各个国家医疗卫生服务体系的快速发展和不断变化,特别是反映发展中国家的具体情况,进一步增强了医疗卫生支出核算数据的准确性、实用性和可比性。

三、HSA框架下的医疗卫生产出核算体系

医疗健康产业核算主要由两套账户组成,即卫生总费用核算账户(卫生总费用表)和医疗卫生产出核算账户(医疗卫生供给使用表)。卫生总费用表提供了利用来源法和机构法计算的卫生总费用及其详细的构成数据,从资金的筹集、分配和使用角度揭示了医疗卫生资金在不同运动环节的流量

---

① 例如,筹资部分可以分析医疗卫生筹资的稳定性、可持续性和公平性;生产部分可以分析医疗卫生体系的投入和产出;消费部分可以分析疾病控制的优先领域、医疗卫生服务利用的公平性等。

② SHA(2011)修订过程中所遵循的总体原则是进一步从现有的统计体系中选取已被联合国和其他的国际及地区组织核准、确定的定义和概念,加强各国之间医疗卫生支出和医疗卫生筹资数据的可比性。SHA(2011)与国民经济核算体系的目标保持一致,即建立一个全面的、内部统一的、国际间可以比较的综合账户体系,最大限度地与其他社会和经济统计信息相兼容。

和内部构成。医疗卫生供给使用表详细描述了医疗卫生保健活动的产出、增加值、收入构成和成本结构等，以及货物和服务的中间使用，最终使用和进口。

（一）HSA 的提出

自 SNA(1993)起，卫星账户已经是国民经济核算体系的必要构成，经过20多年的发展，应用卫星账户开展独立核算的国民经济领域也在逐渐增加，鉴于近年来医疗健康产业对世界各国国民经济的重要影响，SNA(2008)将HSA 正式纳入，目的是提供一种与国民经济核算规则保持一致、兼顾国际比较、从经济角度分析医疗保健系统的框架。可以说，HSA 的构建不仅实现了对医疗健康产业的全面核算，更重要的是完善了 SNA(2008)的结构和分析功能，是对 SNA(2008)中心框架在医疗卫生核算领域的重要补充。

在 SHA(2000)、NHA 和 SHA(2011)的研究与应用过程中，研究者注意到医疗卫生费用核算无法从生产角度反映医疗健康产业对国民经济的影响力，也无法与 SNA(2008)的账户体系相衔接，这减弱了 SHA(2000)作为国际标准的分析力。因此，以 OECD 为代表的国际组织和相关学者开始尝试构建医疗健康产业的生产核算账户，将核算主体定位于医疗卫生及相关行业，核算范围不仅包括医疗卫生服务行业，也包括医疗卫生实物产品的生产、销售和原材料的生产行业，即从产出角度构建医疗卫生活动的产出核算账户体系，并将医疗卫生总产出作为核心核算指标。在此研究过程中，泛美卫生组织(PAHO)于 2005 年最先出版《卫生卫星账户手册》，Eurostat 和OECD 于 2007 年联合出版了《教育和卫生服务产出核算手册》，这一阶段的研究为 HSA 分析框架的建立与完善打下基础。随着 SHA(2011)的出版，相关研究取得较大进展，SHA(2011)较重要的方面不仅表现在增加新的分类体系，建立扩展的医疗卫生费用核算体系，还表现在构建医疗卫生资本形成账户和供给使用表，对医疗卫生服务价格与物量核算的方法做出指导等，并提出可以将 SHA(2011)作为构建 HSA 的基础。

(二)HSA与SHA的差异

HSA的产生与发展源于SHA(2011),但是,SNA(2008)认为"不可以将SHA(2011)等同于HSA",原因在于二者之间存在以下差异:

(1)SHA(2011)主要侧重于医疗卫生体系内部资金流量的测算,所测算的总量指标是医疗卫生支出(费用),而HSA侧重于医疗卫生产品(服务)生产、分配、消费和积累的全过程核算,并将全部医疗卫生产品(服务)的生产活动纳入核算范围,其核算对象不仅包括医疗卫生服务行业,也包括医疗卫生实物产品的生产、销售和原材料的生产行业,可以说,HSA实现了全行业口径的医疗卫生核算,即医疗卫生产业核算。

(2)SHA(2011)的基本内容可以用"经费来源－费用支出"概括,费用支出核算是其核心,即当期提供医疗卫生产品(服务)的支出。其中,不仅要核算医疗卫生支出总额(卫生总费用),还要统计支出的分布状况(支出项目和受益人群等)。HSA与SHA(2011)相反,重点考察医疗卫生产出,医疗卫生支出流量的核算仅是其中间环节。因此,对于HSA的构建而言,参考SHA(2011)仅是一个方面,对SHA(2011)核算框架的创新与完善则更为重要。目前,SHA(2011)提供的经常账户和资本账户对于HSA总产出核算而言不够充分,需要增加产出核算账户,包括增加值账户、中间投入账户等,即HSA需要在SHA(2011)的基础上,建立卫生供给和使用表。HSA与SHA在核算目的与核算内容等方面的具体差异如表5－17所示。

同时,SNA(2008)指出"想要了解如何开发HSA,应该从研究SHA(2011)着手,可以通过扩展与补充产出账户的方式将SHA(2011)转换为HSA,并且,以SHA(2011)为桥梁,可以在HSA与SNA(2008)中心框架之间建立数据衔接关系"[①]。以SHA(2011)为基础构建HSA的原因首先是二者的核算对象同为医疗健康产业,具有相同的数据来源和生产范围,并且,SHA(2011)具备完整的分类体系,可用于HSA核算框架的构建。但是,

① SNA(2008):29.141。

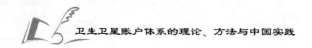

表 5—17 HSA 和 SHA 账户体系对比表

	SHA	HSA
核算目的与核算内容	关注用于医疗卫生产品(服务)消费的资金筹集和使用,提供关于卫生资金流的详细信息,为医疗卫生体系资金的预算和规划提供参考	关注医疗卫生产品(服务)的生产过程,通过对产出和增加值的核算与分析将医疗卫生部门与宏观经济增长联系在一起
国际标准与核算范围	SHA 是医疗卫生费用核算的国际标准,与制定卫生政策紧密相关,重点用于医疗卫生产品(服务)消费资金流量的核算	HSA 是医疗卫生产出核算的国际标准,重点是产出和增加值核算,是 SNA 在医疗卫生领域的拓展和应用
核心核算指标	卫生总费用	卫生总产出
数据要求	核算数据主要来源于私人部门,或者使用多数据源数据核对的方式估算数据	核算数据包括公共和私人支出数据,国民经济账户供给和使用表数据、常规调查数据等

SHA(2011)着眼于需求(使用)角度,仅设置了与医疗卫生产品需求相关的账户体系,无法全面地衡量医疗卫生活动的规模及其对经济的影响。因此,HSA 需要对 SHA(2011)进行扩展与补充,具体过程分为两个阶段:一是 SHA(2011)账户的编制与完善阶段,二是将 SHA(2011)账户扩展为 HSA 的阶段。

(三)将 SHA 扩展为 HSA

SNA(2008)对如何将 SHA 转变为 HSA 的相关问题进行了讨论,指出:"HSA 的构建以对 SHA(2011)的调整为基础。"首先,需要明确医疗卫生产品(服务)的具体分类项目、确定医疗卫生费用核算的生产范围、明确应纳入资本形成的活动;另外,需要识别医疗保健领域的特有交易和转移,以及医疗卫生费用的最终使用者和最终负担者。同时,需要在 SHA(2011)的基础上增加医疗健康产业的产出和增加值账户、按投入类型分类的医疗健康产业中间投入账户、总资本存量账户和投入产出表等四个账户。SHA(2011)的出版为将 SHA 扩展为 HSA 提供了必要的条件:

1. SHA(2011)明确了HSA的生产范围与核算对象

从SNA(2008)角度看,HSA是其在医疗卫生核算领域的重要补充,但是,二者的生产范围不同,原因是SNA(2008)将HSA界定为外部卫星账户[①],表现为HSA在SNA(2008)生产范围的基础上,新增三个方面的内容:一是将家庭获得的用于护理残障人员的现金转移视为服务成本(劳动者报酬),记为产出;二是将职业医疗卫生服务[②]纳入医疗卫生服务的最终消费,例如,对职员健康的检测和单位内(外)提供的治疗保健服务等;三是将医疗卫生保健零售商销售的产品全部记为产出[③];从SHA(2011)角度看,HSA是其在医疗卫生产出核算方面的重要补充。医疗卫生费用核算与产出核算的范围应具有一致性,同时,上述新增三方面内容已经纳入SHA(2011),并通过ICHA-HP分类加以列示。因此,SHA(2011)明确了HSA的生产范围,并且,ICHA-HP分类可以作为HSA核算对象的分类基础。

2. SHA(2011)为HSA生产账户的构建提供基础

通过以上分析可知,SHA(2011)着眼于需求(使用)角度,设置了与医疗卫生产品(服务)需求相关的账户体系,但是,仅考虑需求则无法全面地衡量医疗卫生活动的规模及其对经济的影响,所以,HSA的设置要同时考虑需求与供给两个角度。

SHA(2011)经常账户的主体包括六张交叉矩阵表,即在HC×HP表、HP×HF表和HC×HF表的基础上,新增HF×FS表、HF×FA表和HP×FP表,多角度记录医疗卫生经常性支出。同时,SHA(2011)在SHA(2000)的基础上新增资本形成账户,用于记录医疗卫生机构的资本积累情况。作为卫星账户,HSA更重要的功能是着眼于产品供给角度,建立医

① SNA(2008)指出:"根据与中心框架生产范围的一致性与否,卫星账户可以分为两类:一类是内部卫星账户,一类是外部卫星账户。内部卫星账户未改变SNA(2008)的基本概念,生产范围与中心框架相同,例如,旅游卫星账户、环境保护卫星账户等;外部卫星账户以对SNA(2008)概念的替代为基础,生产范围会发生一些变化。"

② 这一部分在SNA(2008)中心框架中被视为辅助活动,记为中间消耗。

③ 在SNA(2008)中心框架中只有毛利记为产出。

疗卫生活动的生产核算框架，因此，HSA需要对SHA(2011)现有的账户体系进行扩展与补充。SNA(2008)指出："只要增加医疗卫生活动的增加值、中间投入、资本存量和供给使用四个账户，就可以将SHA(2011)扩展为HSA。"近年来，众多研究者积极开展该项研究，现已建立了HSA产出核算体系的基本框架。因此，HSA对SHA(2011)的扩展与补充体现在三个方面：

(1)生产账户。该账户的来源方记录医疗卫生活动的产出，使用方记录中间消耗，平衡项是增加值，记录产出与中间消耗的差额。在建立HSA生产账户时，需要注意几个问题：一是与中心框架使用的产品分类和活动分类不同，HSA生产账户将产出按照特征产品和关联产品划分，将中间消耗按照特征活动和关联活动划分；二是识别市场产出、住户自身最终使用产出和非市场产出；三是根据HSA生产范围的变化，对SNA(2008)交易项目的范围进行调整；四是HSA生产账户中的产出和增加值使用基本价格估价，中间消耗使用购买者价格估价。HSA的生产账户和生产账户矩阵通式见表5－18和表5－19。

表5－18 HSA的生产账户表

<table>
<tr><th colspan="9">使用</th><th rowspan="3">经济交易</th><th colspan="9">来源</th></tr>
<tr><th rowspan="2">合计</th><th colspan="4">SNA框架下的医疗卫生生产活动</th><th colspan="4">非SNA框架下的医疗卫生生产活动</th><th colspan="4">SNA框架下的医疗卫生生产活动</th><th colspan="4">非SNA框架下的医疗卫生生产活动</th><th rowspan="2">合计</th></tr>
<tr><th>合计</th><th>核心层</th><th>相关层</th><th>扩展层</th><th>合计</th><th>政府</th><th>企业</th><th>住户</th><th>核心层</th><th>相关层</th><th>扩展层</th><th>合计</th><th>政府</th><th>企业</th><th>住户</th><th>合计</th></tr>
<tr><td></td><td></td><td></td><td></td><td></td><td></td><td></td><td></td><td></td><td>总产出
中间消耗
增加值</td><td></td><td></td><td></td><td></td><td></td><td></td><td></td><td></td><td></td></tr>
</table>

(2)积累账户。该账户记录了医疗卫生机构单位的金融资产和负债，以及非金融资产和负债的获得减处置，具体包括资本账户、金融账户和其他资产变化账户(见表5－20)。其中，固定资本形成总额可以细分为四类：一是新增或现有有形固定资产的获得减处置；二是新增或现有无形固定资产的获得减处置；三是有形非生产资产的重大改良；四是与非生产资产所有权转

移相关的费用。

表5－19　HSA的生产账户矩阵通式表

		医疗健康产业				其他产业			期末医疗健康产业存量
		核心层	相关层	扩展层	非SNA框架下的生产活动	第一产业	第二产业	第三产业	
医疗健康产业	核心层								
	相关层								
	扩展层								
	非SNA框架下的活动								
生产	SNA框架下的活动								
	非SNA框架下的活动								
期初医疗健康产业存量									
核算期增加值									

表5－20　HSA的积累账户表

使　　用	来　　源
固定资本形成总额	储蓄
——特征活动	应收资本转移
——其他活动	应付资本转移(－)
固定资本消耗	
存货变化	
贵重物品的获得减处置	
非生产资产的获得减处置	净负债
金融资产净获得	——特征活动融资
其他积累项目	——其他活动融资
	其他积累项目
	其他净值变化

表 5－21　HSA 的资本形成账户矩阵通式表

		医疗卫生提供者								
		HP.1	HP.2	HP.3	HP.4	HP.5	HP.6	HP.7	HP.8	合计
		医院	居民长期护理机构	门诊服务提供机构	辅助性服务提供机构	医疗用品零售机构及其他机构	预防服务提供机构	卫生行政和筹资管理机构	其他经济单位	
资产变化①（获得减处置）	HK.1 资本形成总额									
	HK.1.1 固定资本形成总额									
	HK.1.1.1 基础设施									
	HK.1.1.1.1 住宅和非住宅建筑									
	HK.1.1.1.2 其他建筑									
	HK.1.1.2 机器和设备									
	HK.1.1.2.1 医疗设备									
	HK.1.1.2.2 交通设备									
	HK.1.1.2.3 信息通信设备									
	HK.1.1.2.4 其他机器和设备									
	HK.1.1.3 知识产权产品									
	HK.1.1.3.1 计算机软件和数据库									
	HK.1.1.3.2 其他知识产权产品									
	HK.1.2 存货变化									
	HK.1.3 贵重物品的获得减处置									
	HK.1.1.c 固定资本消耗									
	HK.1.1.n 资本形成净额									
	HK.2 非生产、非金融资产									
	HK.2.1 土地									
	HK.2.2 其他非生产、非金融资产									

① HK 分类是指按资产类型划分的医疗卫生体系固定资本形成分类表。

表 5－21 续表

					医疗卫生提供者								
					HP. 1	HP. 2	HP. 3	HP. 4	HP. 5	HP. 6	HP. 7	HP. 8	合计
					医院	居民长期护理机构	门诊服务提供机构	辅助性服务提供机构	医疗用品零售机构及其他机构	预防服务提供机构	卫生行政和筹资管理机构	其他经济单位	
净值变化	HKF. 2 资本转移	HKF. 2r 应收	HKF. 2. 1 投资补贴	FA. 1									
				FA. 2									
				…									
				FA. 6									
			HKF. 2. 2 其他资本转移										
		HKF. 2p 应付											
净贷款(＋)/净借款(－)													
备忘项目													
HKR. 1 贷款													
HKR. 2 累积储蓄													
HKR. 3 公私合作项目													
HKR. 4 卫生研发项目				FA. 1									
				FA. 2									
				…									
				FA. 6									
				Total									
HKR. 5 卫生人员的教育与培训				FA. 1									
				FA. 2									
				…									
				FA. 6									
				Total									

在建立 HSA 积累账户时，由于 SNA(2008)指出："对于某些分析目的而言，可以认为 SNA 中心框架对资本形成总额的定义过于狭窄"[①]，因此，在构建 HSA 的积累账户时，需要注意资本形成概念的扩大和资产范围的扩展等问题，例如，是否应将人力资本和耐用消费品视为固定资本形成等。HSA 的资本形成账户矩阵通式见表 5－20 和表 5－21。

(3)供给使用表。从供给角度补充 HSA 的关键是要建立医疗卫生活动的生产账户，由于 HSA 的基本原理是将与医疗卫生活动相关的产出(增加值)从国民经济各部门中剥离，用以计算医疗卫生活动的总量，所以，应首先建立 HSA 的供给和使用表，将供给和使用纳入同一个核算框架，这与 SNA(2008)中心框架的设置原则是一致的。供给使用账户是 HSA 的重要组成部分，用于分析医疗卫生特征产品和关联产品的供给使用情况。从内容上看，主要由供给、中间消耗、最终使用、增加值和补充信息五个部分构成(见表 5－22)。

表 5－22　HSA 的供给使用表

来源	总供给(购者买价格)	产品税减产品补贴	卫生货物和服务提供者					其他生产者	经济总体	卫生货物和服务的出口	最终消费支出	资本形成总额
			总计	主要生产者	次要生产者	职业卫生保健	住户					
货物和服务 使用： 1. 按功能分类的卫生货物和服务 2. 个人卫生货物和服务的总供给 3. 卫生货物和服务的总供给 其他产品						中间消耗						
总计 增加值总计												
混合收入总额												
总计												
劳动投入												
固定资本形成总额 固定资产存量净额												

① SNA(2008)：29.12。

供给使用表从结构上看，主要分为供给表和使用表。供给表的主要部分是分产业的产品矩阵，该矩阵表示产业（生产单位）与所供给产品的对应关系，HSA供给表和供给表账户矩阵通式见表5－23和表5－24。在SNA（2008）的中心框架中，供给表中产品分组的基础通常是CPC分类，生产单位分组的基础通常是ISIC分类。但是，在HSA的供给表中，产品分类使用的是ICHA-HC分类，生产单位分类使用的是ICHA-HP分类，其中，行表示医疗卫生产品（服务），列表示国内生产者的生产和进口情况。

表5－23　HSA的供给表

来　源	总供给（购者买价格）	产品税减产品补贴	卫生货物和服务的提供者					其他生产者	经济总体	卫生货物和服务的进口
			总计	主要生产者	次要生产者	职业卫生保健	住户			
卫生货物和服务 供给： 1. 按功能分类的卫生货物和服务 2. 个人卫生货物和服务的总供给 3. 卫生货物和服务的总供给 其他产品 总计					产　出					

表5－24　HSA的供给表账户矩阵通式

		卫生货物和服务的提供机构 HP_1 HP_i HP_9	产品税减产品补贴	卫生货物和服务总产出	进口（离岸价格）	总供给
		(1)…(9)	(10)	(11) = (1) +…+ (9) + (10)	(12)	(13) = (11) + (12)
卫生货物和服务	HC_1 ⋮ HC_i ⋮ HC_9	$A_{i,j}$	$(T-S)_i$	$THO_i = \sum_j A_{i,j} + (T-S)_i$	I_i	$TR_i = THO_i + I_i$
卫生产出合计		$B_j = \sum_i A_{i,j}$	$\sum_i (T-S)_i$	$\sum_i THO_i$	$\sum_i I_i$	$\sum_i TR_i$

表 5－24 续表

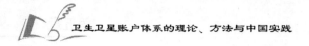

		卫生货物和服务的提供机构 HP_1 HP_i HP_9	产品税减产品补贴	卫生货物和服务总产出	进口(离岸价格)	总供给
		(1)…(9)	(10)	(11)＝(1)＋…＋(9)＋(10)	(12)	(13)＝(11)＋(12)
卫生相关产出	HCR_1 ⋮ HCR_k	$C_{k,j}$				
卫生相关产出合计	$D_j=\sum_k C_{k,j}$					
非卫生产出	E_j					
总产出	$F_i=B_i+D_i+E_i$					

注：表中字母符号代表 HSA 供给表具体数据资料以及各变量之见的数量对等关系。

HSA 使用表的基本分类与供给表一致，但是，使用表中的主要内容是中间消耗，因为，在医疗卫生产品（服务）的生产过程中，某些医疗卫生产品（服务）生产者的产出要作为生产其他医疗卫生产品（服务）的中间消耗。另外，使用表中还记录了医疗卫生产品（服务）的最终使用情况，包括最终消费支出、资本形成总额以及卫生货物和服务的出口三个部分，最终消费是指全社会所消费的全部医疗卫生货物和服务，资本形成是指医疗卫生产品（服务）生产者所购置的全部资产，出口是指提供给非常驻单位的医疗卫生产品（服务）。HSA 使用表和使用表账户矩阵通式见表 5－25 和表 5－26。

因此，通过 HSA 供给表记录的产出数据和使用表记录的中间消耗数据就可以核算出医疗卫生活动的增加值，虽然，HSA 供给和使用表的编制主要依据了 SNA(2008)中心框架的供给和使用表，但是，对相关分类进行调整后的供给和使用表更加适用于对医疗卫生活动的研究，另外，还可以将上述供给和使用表转化为一张行和与列和相等的投入产出表。实际上，衔接 SHA(2011)与 HSA 之间的桥梁就是供给和使用表。

表 5—25　HSA 的使用表

来　源	总供给(购者买价格)	产品税减产品补贴	卫生货物和服务提供者					其他生产者	经济总体	卫生货物和服务的出口	最终消费支出	资本形成总额
			总计	主要生产者	次要生产者	职业卫生保健	住户					
货物和服务 使用： 1. 按功能分类的卫生货物和服务 2. 个人卫生货物和服务的总供给 3. 卫生货物和服务的总供给 其他产品					中间消耗							
总计 增加值总计												
混合收入总额												
总计												
劳动投入												
固定资本形成总额 固定资产存量净额												

表 5—26　HSA 的使用表账户矩阵通式

		中间使用		最终使用			
		卫生货物和服务的提供机构	中间使用合计	卫生货物和服务的最终消费支出		资本形成总额	出口
		HP_1　HP_j　HP_9		个人支出	政府支出		
		(1)…(9)	(10)	(11)	(12)	(13)	(14)
卫生货物和服务	HC_1 ⋮ HC_i ⋮ HC_9	$HIC_{i,j}$	$\sum_j HIC_{i,j}$	IFC_i	$CCAF_i$	$HGCF_i$	X_i
合计		$\sum_i HIC_{i,j}$	$\sum_i \sum_j HIC_{i,j}$	$\sum_i IFC_i$	$\sum_i CCAF_i$	$\sum_i HGCF_i$	$\sum_i X_i$

表 5－26 续表

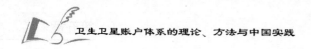

	中间使用		最终使用			
	卫生货物和服务的提供机构	中间使用合计	卫生货物和服务的最终消费支出		资本形成总额	出口
	HP_1 HP_j HP_9		个人支出	政府支出		
	(1)…(9)	(10)	(11)	(12)	(13)	(14)
卫生相关产品	$HRIC_j$	$\sum_i HRIC_j$				
非卫生产品	$NHIC_j$	$\sum_i NHIC_j$				
合计	TIC_j	TIC				
总增加值(卫生)	GVA_j	GVA				
净增加值(卫生)	NVA_j	NVA				
雇员报酬	$D1_j$	$D1$				
生产税减生产补贴	$(D29-D39)_j$	$D29-D39$				
净营业盈余/净混合收入	$(GOS/GMI)_j$	$(GOS/GMI)_j$				
固定资本消耗	CCF_j	CCF				
固定资本形成总额	$GFCF_j$	$GFCF$				
卫生劳动投入其中:雇员自我雇佣者	L_j	L				

注:表中字母符号代表 HSA 使用表具体数据资料以及各变量之见的数量对等关系。

(四)建立了与 SNA(2008)中心框架的衔接关系

通常,SHA(2011)账户所记录的资金来源、分配和使用数据同样被纳入 SNA(2008)中心框架,区别是二者记录数据的方式不同:SHA(2011)使用其特有的分类标准,详细地记录了医疗卫生体系内的资金流动情况,而 SNA

(2008)中心框架反映的是国民经济整体的生产情况,记录于其中的数据是汇总数据。尽管如此,仍可在二者之间建立账户衔接关系:Van Tongeren(2006)最早提出了可以将SHA与SNA衔接起来,并使两个体系内相应的数据可以相互转换的构想;Quintela(2007)也对该问题进行了专门的研究,提出纳入SHA的数据信息可以通过SHA的交叉分类表和SNA中心框架两种形式来表现,并且这两种表现形式中的基本信息是相同的。

图5—6列示了SHA(2011)与SNA(2008)中心框架的衔接关系①:

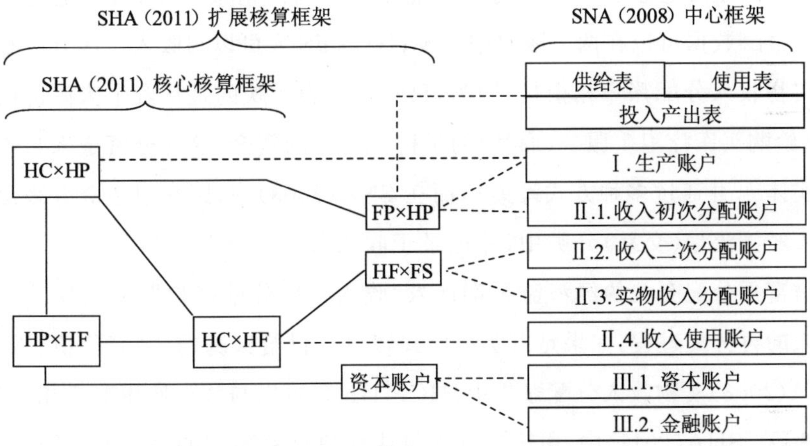

图5—6 SHA(2011)与SNA(2008)账户关系示意图

从生产角度看,SHA(2011)中的HC×HP表和FP×HP表能够与SNA(2008)中心框架建立联系。目前,记录于SHA(2011)中的经常性卫生总支出等于住户部门最终消费的全部医疗卫生服务和商品。HC×HP表记录了由住户、为住户服务的非营利机构和一般政府购买的、按照医疗卫生供方进行细分的各项医疗卫生支出数据,该数据计入医疗卫生供方的总产出;FP×HP表记录了由医疗卫生供方消费的,作为中间消耗的医疗卫生服务或商品。因此,HC×HP表和FP×HP表中的数据都会被记录于SNA(2008)

① 实线表示SHA(2011)账户之间的联系,虚线表示SHA(2011)与SNA(2008)中心框架的衔接关系。

的供给和使用表中，进而被纳入SNA（2008）的生产账户。反之，在SNA（2008）中心框架中，由于生产账户既可以按机构单位和机构部门编制，也可以按基层单位、进而按产业编制，因此，通过生产账户可以计算出医疗卫生供方的产出（增加值），进而汇总得到整个医疗卫生体系的产出（增加值）。所以，计入SHA（2011）中的数据与SNA（2008）生产账户中的数据具有一致性。

从收入分配角度看，SHA（2011）中的FP×HP表、HF×FS表和HC×HF表能够与SNA（2008）中心框架建立联系。FP×HP表通过医疗卫生供方的雇员报酬建立了与收入初次分配账户之间的衔接关系，医疗卫生供方雇员报酬数据可以在两个账户中体现；HF×FS表可以与收入二次分配账户和实物收入分配账户相衔接，因为，HF×FS表反映的是从资金来源部门转移[①]给购买医疗卫生服务（商品）的机构（个人）的资金，这部分资金来自不同的实体[②]，并通过多种方式筹集[③]，而在SNA（2008）中，医疗卫生资金来源被纳入经济流量（交易）分类中，并记录于收入分配账户的各阶段，其中，所有与财富再分配有关的经济流量都计入"收入二次分配账户"，从而反映主要收入的再分配过程，如果是以实物形式转移支付给家庭的，则其价值将计入SNA（2008）实物收入分配账户中；HC×HF表可以与收入使用账户相衔接，因为，在SHA（2011）中，由第三方支付或住户自费购买的医疗卫生服务（商品）支出均通过HP×HF表计入HC×HF表中，在SNA（2008）中，该支出计入收入使用账户。

从资本形成角度看，SNA（2008）的资本账户记录了非金融资产的获得或处置，即非金融资产价值的变化，如果非金融资产的获得少于处置，则可以通过储蓄或资本转移来计算其净值的改变。在SHA（2011）中，同样具有资本账户，但该账户不仅记录医疗卫生非金融资产的变化，同时也记录医疗卫生金融资产的变化。因此，SHA（2011）的资本账户与SNA（2008）的资本

---

① SNA2008将"转移"定义为：在一项交易中，一个机构单位向另一个机构单位提供某种商品、服务或资产，而没有相应的商品、服务或资产作为交换。

② 例如，中央（地方）政府、社会保险机构、商业保险机构、雇主或医疗卫生提供者等。

③ 例如，社会医疗保险（包括直接税、间接税、收入税）和自缴医疗保险等。

账户和金融账户都具有一定的联系。

因此，在SHA(2011)中，用于记录医疗卫生产品(服务)的生产、购买和资金筹集等活动的汇总数据，以及积累方面的汇总数据都能够通过SNA(2008)的中心框架得以体现。反之，SNA(2008)中心框架所需的相关数据也可以通过SHA(2011)获得。

第六章 中国HSA投入产出表的编制与实证分析

一、HSA投入产出表编制的国际经验

现阶段开展医疗卫生费用核算的国家较多。但是，从世界范围来看，已经建立并编制HSA的国家仍属少数，目前，HSA主要应用于拉美、加勒比地区和OECD的一些国家，例如，德国、美国、智利、巴西和荷兰等，其中，德国在实践过程中积累了较多经验。目前，德国的卫生卫星账户（简称GHSA）已经建成并融入SNA，使得德国医疗健康产业对国民经济的贡献度和影响力得以显现。GHSA将卫生经济从整个国民经济体中剥离出来，形成以507类医疗卫生商品构成的卫生经济体，同时，界定了以GHSA为核心的概念体系，并建立医疗卫生投入产出表，将507类医疗卫生商品纳入其中。

(一)GHSA 投入产出数据的测算

德国采用 2005 年的医疗卫生活动数据，编制了 GHSA 投入产出表，如表 6－1 所示。表中数字显示，2005 年，德国核心医疗卫生部门的出口数额达到 415 亿欧元，进口数额为 314 亿欧元，扩展医疗卫生部门的出口数额达到 130 亿欧元，进口数额为 153 亿欧元，总体上看，进出口呈现顺差；核心医疗卫生部门吸纳的劳动力数量为 405.2 万人，扩展医疗卫生部门吸纳的劳动力数量为 132.5 万人，即从事医疗健康产业的劳动力数量达到 537.7 万人，占全社会劳动人口的 13.8％；核心医疗卫生部门创造的增加值为 1589 亿欧元，扩展医疗卫生部门创造的增加值为 479 亿欧元，即医疗健康产业的增加值达到 2068 亿欧元，占全社会增加值的比重为 10.2％，可见医疗健康产业对于其他产业具有较强的溢出效应。另外，GHSA 的总供给大于 SHA(2011)中住户部门的总消费，根据 2005 年数据测算，前者高于后者 30％，产生这一差异的原因是医疗卫生产品(服务)的总供给部分用于中间消费，部分用于出口，还有一部分用于存货的增加和投资[①]。

(二)GHSA 与 SHA

从表 6－1 中可以看出，GHSA 投入产出表从卫生经济角度，将德国的国民经济体划分为非医疗卫生部门和医疗卫生部门，并将医疗卫生部门划分为核心医疗卫生部门和扩展医疗卫生部门[②]，进而从医疗卫生产品(服务)的投入和产出角度详细描述了医疗卫生活动的产出、增加值、收入构成和成本结构等，以及货物和服务的中间使用、最终使用和进出口等。总体上看，GHSA 与 SHA 的区别主要体现在以下三个方面：

① 详见：艾伟强，王文峰．卫生卫星账户的构建与编制：国际经验及启示[J]. 统计与决策，2019(4).

② 德国将医疗卫生部门划分为核心医疗卫生部门和扩展医疗卫生部门，这一划分标准与中国医疗健康产业的划分有所区别。

表 6－1　GHSA 投入产出表

单位：十亿欧元

投入＼产出	中间消费（按产品分类）				最终消费				总使用
	非医疗卫生	核心卫生部门	扩展卫生部门	合计	最终消费支出	资本形成总额	出口	最终消费总额	
非医疗卫生	1846.1 (41.6)	62.1 (1.4)	28.4 (0.6)	1936.6 (43.6)	1304.9 (29.4)	353.8 (8.0)	842.5 (19.0)	2501.3 (56.4)	4437.8 (100.0)
核心卫生部门	2.7 (1.0)	15.6 (5.6)	1.3 (0.5)	19.7 (7.0)	217.0 (77.7)	1.3 (0.5)	41.5 (14.8)	259.8 (93.0)	279.5 (100.0)
扩展卫生部门	13.5 (13.8)	5.3 (5.4)	3.4 (3.4)	22.2 (22.7)	61.3 (62.5)	1.5 (1.5)	13.0 (13.3)	75.8 (77.3)	98.1 (100.0)
合计	1862.4 (38.7)	83.0 (1.7)	33.1 (0.7)	1978.5 (41.1)	1583.3 (32.9)	356.6 (7.4)	897.1 (18.6)	2836.9 (58.9)	4815.4 (100.0)
生产税净值	49.4 (22.6)	6.2 (2.8)	1.8 (0.8)	57.4 (26.3)	134.5 (61.6)	26.8 (12.3)	－0.4 (－0.2)	160.8 (73.7)	218.2 (100.0)
合计	1911.8 (38.0)	89.2 (1.8)	34.8 (0.7)	2035.8 (40.4)	1717.8 (34.1)	383.4 (7.6)	896.6 (17.8)	2997.7 (59.6)	5033.6 (100.0)
总增加值	1819.6 (89.8)	158.9 (7.8)	47.9 (2.4)	2026.4 (100.0)					
总产出	3731.4 (91.9)	248.1 (6.1)	82.8 (2.0)	4062.2 (100.0)					
进口	706.4 (93.8)	31.4 (4.2)	15.3 (2.0)	753.1 (100.0)					
总供给	4437.8 (92.2)	279.5 (5.8)	98.1 (2.0)	4815.4 (100.0)					
劳动力（千人）	33469 (86.2)	4052 (10.4)	1325 (3.4)	38846 (100.0)					

注：表中括号内数字为百分比，单位是“%”。

首先，从宏观经济角度看，SHA构建的指标体系不完整，仅提出核心医疗卫生部门资金来源、分配和使用的相关指标，鉴于此，德国联邦经济技术委员会(BMWi)资助GHSA指标体系的研发，建立了与SNA指标体系相一致的卫生经济指标体系，能够清晰展现卫生经济体内产品和资金运行的全过程，并于2009年12月公布了初步结果。

其次，从医疗卫生支出核算角度看，SHA中医疗卫生支出的核算主体是常住人口，即SHA的核算范围不包括非常住单位在境内的医疗卫生产品(服务)的消费，或者说SHA不包括出口核算，但是，由常住单位在境外发生的医疗卫生支出则要包括在SHA的核算范围内，即SHA包括进口核算；从医疗卫生产出核算角度看，GHSA将医疗卫生产品(服务)的进出口均纳入其核算范围，因此，GHSA定义的卫生经济总供给大于SHA定义的常住单位卫生支出。

另外，GHSA与SHA的数据来源不同。在德国，SHA的基础数据主要来源于两个方面：一是国民经济核算数据；二是医疗卫生劳动力统计数据。GHSA核心数据同样来源于两个方面：一是德国统计局建立的医疗卫生统计体系；二是SNA的投入产出统计体系，其中，商品矩阵和供给矩阵提供了关于同质产品生产结构、最终使用和产业结构的基本数据信息。

二、中国HSA投入产出表的编制

(一)编表目的

目前，在新产业革命的时代背景下，社会公众更加关注医疗健康产业的发展情况，但是，在国内的相关研究和实践工作中，都仍然存在有待进一步完善的地方。为了制定科学、准确、符合国情的医疗健康产业发展政策，有必要对我国医疗健康产业的现状和发展情况进行统计分析，并探讨医疗健康产业结构变动的影响因素[①]。鉴于以上原因，可以将“中国 HSA 投入产出表”的编制目的归纳为以下 4 个方面：

1. 揭示医疗卫生产品(服务)的供需平衡关系

在医疗健康产业化和商品化趋势的推动下，近年来，中国的医疗健康产业发展较快。但是，目前医疗卫生产品(服务)的供给仍然不充分，社会公众的医疗健康需求较大和供给不足的矛盾依然突出。那么，医疗健康产品(服务)的供需不平衡，究竟是由于结构不平衡引起的，还是由于总量不平衡引起的，清晰解释该问题涉及医疗健康产业发展政策的导向，需要加以讨论。为深入研究医疗健康产品(服务)的供需平衡关系，有必要对医疗健康部门的再划分标准及其相互关系加以着重研究。

2. 探寻医疗健康产业与非医疗健康产业的相互影响关系

医疗健康产业与非医疗健康产业之间的联系较为紧密，研究者不能够仅考察医疗健康产业的内部结构和发展趋势，而是应当将医疗健康产业纳入整个国民经济体系之中，全面探寻医疗健康产业与非医疗健康产业之间的相互影响关系，探讨医疗健康产业的发展对国民经济发展的影响情况[②]。

3. 预测医疗健康产业的发展和演进趋势

依据本研究所构建的医疗健康产业投入产出表，通过医疗健康产业投入产出模型的设计，拟合医疗健康产业结构的发展和变化趋势，全面分析引起产业内部结构变动的主要因素，为制定产业发展政策提供定量依据，这是编制 HSA 投入产出表的基本出发点。

4. 制定医疗健康产业的发展战略

为了与新业态、新经济发展的形势相协调，需要明确并制定医疗健康产

---

① 关于医疗健康产业产出核算体系，国际上尚没有一个非常成熟的、具有高度可操作性的制度范式，各国研究和实践所着重的领域、所采用的方法也很不统一，还有许多问题没有得到解决。因此，建立医疗健康产业产出核算体系框架，不能将国际统一框架直接应用于中国，而是一方面需要最大限度地借鉴国际研究成果，首先形成适应中国特点的核算体系理论框架；另一方面需要立足中国实际，考虑不同区域的特点，考虑医疗健康产业核算的实际难度以及数据资料的易得性，考虑现阶段的实际需要，选择重点内容，建立医疗健康产业核算体系的实用型框架。

② 特别是研究国民经济的物质生产部门，尤其是医疗健康劳动资料生产部门对医疗健康产品的生产、分配和消费的影响。

业的发展战略，并根据中国的具体情况采取正确的对策。数据调研与定量分析是战略决策的前提，因此，编制中国HSA投入产出表，建立医疗健康产业投入产出预测模型，提供客观、科学的分析数据，是全面了解医疗健康产业基本情况，制定医疗健康产业发展战略的重要依据。

（二）表式设计

1. 中国HSA投入产出表的基本表式

编制客观、科学、具有可操作性、能够反映中国医疗健康产业运行规律的投入产出表，首先需要设计出融入中国医疗健康产业实际情况的投入产出表式。在编制“中国医疗健康产业投入产出表”的过程中，应当尽可能使用现有的投入产出调查数据资料，因此，应当充分利用中国2002年、2007年和2012年的投入产出表数据。其中，中国投入产出表（2002年、2007年和2012年）是包括第一、二、三次产业的全口径表，分别涵盖123、135和139个部门，本书所讨论的“医疗健康产业”全部包含在其中。

针对中国HSA投入产出表，可以按投入产出表编制的“四划分”法[①]将国民经济“全口径”投入产出表分解，将第一、二、三产业整合为医疗健康产业和非医疗健康产业，即将原有的以国民经济整体为核心的投入产出表转变为以医疗健康产业为核心的投入产出表[②]。为了能够分析医疗健康产业的内部结构以及与其他产业之间的技术经济联系，可以将医疗健康产业进一步划分为“核心层医疗健康产业”“相关层医疗健康产业”“扩展层医疗健康产业”等医疗健康部门，其基本结构可以表示如表6－2所示。

在表6－2中，左上为第一象限，反映医疗健康产业与非医疗健康产业，以及医疗健康产业核心层、相关层和扩展层关于中间投入和中间使用流量之间的相互关联，是中国HSA投入产出表的核心部分；右上为第二象限，是第一象限的水平延伸，展现医疗健康产业各个部门和非医疗健康产业产品

① 四分法即将投入产出表划分为四个象限。

② 贺铿. 关于信息产业和信息产业投入产出表的编制方法[J]. 数量经济技术经济研究，1989(3).

表6－2　中国医疗健康产业投入产出表

<table>
<tr><th colspan="3" rowspan="3">产　出
投　入</th><th colspan="4">中间使用</th><th rowspan="3">最终使用</th><th rowspan="3">总产出</th></tr>
<tr><th colspan="3">医疗健康产业</th><th rowspan="2">非医疗健康产业</th></tr>
<tr><th>核心层</th><th>相关层</th><th>扩展层</th></tr>
<tr><td rowspan="4">中间投入</td><td rowspan="3">医疗健康产业</td><td>核心层</td><td></td><td></td><td></td><td></td><td></td><td></td></tr>
<tr><td>相关层</td><td></td><td></td><td></td><td></td><td></td><td></td></tr>
<tr><td>扩展层</td><td></td><td></td><td></td><td></td><td></td><td></td></tr>
<tr><td colspan="2">非医疗健康产业</td><td></td><td></td><td></td><td></td><td></td><td></td></tr>
<tr><td colspan="3">初始投入</td><td></td><td></td><td></td><td></td><td></td><td></td></tr>
<tr><td colspan="3">总投入</td><td></td><td></td><td></td><td></td><td></td><td></td></tr>
</table>

(服务)的最终使用情况;左下为第三象限,是第一象限的垂直延伸,展现医疗健康产业和非医疗健康产业部门所“消耗”的初始投入情况[①]。

2. 医疗健康产业的划分

在中国HSA投入产出表中,可以将医疗健康产业划分为核心层、相关层和扩展层三个部分,在不同年份的中国投入产出表中,医疗健康产业的核心层相同,但是,医疗健康产业的相关层和扩展层所包含的部门则有所不同[②],中国HSA投入产出表中医疗健康产业的具体内容如下:

(1)中国HSA投入产出表(2002)中的医疗健康产业

在中国投入产出表(2002)中,医疗健康产业的核心层特指医疗卫生服务行业,在中国国民经济行业分类(GB/T4754-2002)中,所属类别为大类Q85(卫生)。

医疗健康产业的相关层是指与医疗卫生服务相关的其他服务行业,主要被纳入批发和零售贸易业[③]、保险业、租赁业、商务服务业、科学研究事业[④]、专业技术及其他科技服务业、教育事业、文化艺术和广播电影电视

① 右下为第四象限,主要展现转移支付的情况,在编制中国HSA投入产出表时,不收集这部分数据。

② 基本原因是不同年份的投入产出表所依据的国民经济行业分类标准不同。

③ 主要包括“医药及医疗器材批发”和“医药及医疗器材专门零售”两个中类。

④ 主要指中类“医学研究与实验发展”。

业、娱乐业等9个大类。需要指出的是，在中国投入产出表(2002)中，行业分类均以大类的形式出现，实际上，医疗健康产业所包括的部门仅是所属大类中的一部分，例如，在批发和零售贸易业中，仅有中类H635(医药及医疗器材批发)和H655(医药及医疗器材专门零售)被纳入医疗健康产业的相关层，又如在科学研究事业中，也仅有中类M754(医学研究与实验发展)被纳入其中。中国HSA投入产出表(2002)中医疗健康产业具体分类见表6—3。

表6—3 中国HSA投入产出表(2002)中的医疗健康产业表

医疗健康产业	GB/T4754-2002代码	类别名称
核心层	Q85	卫生
相关层	H635	医药及医疗器材批发
	H655	医药及医疗器材专门零售
	J70	保险业
	L73	租赁业
	L74	商务服务业
	M754	医学研究与实验发展
	M76	专业技术及其他科技服务业
	P84	教育事业
	R88	文化艺术和广播电影电视业
	R92	娱乐业
扩展层	A01	农业
	A02	林业
	A03	畜牧业
	C26	化学原料及化学制品制造业
	…	…

医疗健康产业的扩展层是指除上述核心层和相关层外，其他对医疗卫生服务行业提供中间投入的行业，扩展层行业主要集中在第一产业和第二产业中。在中国投入产出表(2002)中，包括医疗健康产业扩展层的大类

分别为农业、林业、化学原料及化学制品制造业和畜牧业等 97 个类别。

非医疗健康产业是指对医疗健康产业核心层中间投入为“零”的行业，所属类别为大类农、林、牧、渔服务业、黑色金属矿采选业、炼焦业、肥料制造业、农药制造业和化学纤维制造业等 16 个类别。

(2)中国 HSA 投入产出表(2007)中的医疗健康产业

在中国投入产出表(2007)中，行业划分所依据的分类标准仍然是中国国民经济行业分类(GB/T4754-2002)。

医疗健康产业的相关层除包括上述中国 HSA 投入产出表(2002)中的全部大类外，又增加了新闻出版业以及公共管理和社会组织两个大类，并将“文化艺术和广播电影电视业”拆分为广播、电视、电影和音像业以及文化艺术业两个大类，因此，中国 HSA 投入产出表(2007)共包括第三产业中的 12 个大类。

医疗健康产业的扩展层相对于中国 HSA 投入产出表(2002)有所减少，包括农业、畜牧业、渔业和棉、化纤纺织及印染精加工业等 84 个类别。

非医疗健康产业有所增加，包括林业、农、林、牧、渔服务业、黑色金属矿采选业和有色金属矿采选业等 38 个类别。

(3)中国 HSA 投入产出表(2012)中的医疗健康产业

在中国投入产出表(2012)中，行业划分所依据的分类标准为中国国民经济行业分类(GB/T4754-2011)，因此，投入产出表(2012)中具体类别的名称和代码会发生一些变化。在中国 HSA 投入产出表(2012)中，核心层所属类别为大类 Q83(卫生)。

医疗健康产业的相关层包括中类医药及医疗器材批发、医药及医疗器材专门零售、保险业、租赁业、商务服务业、医学研究与试验发展、专业技术服务业、教育、新闻出版业、广播、电视、电影和音像业、文化艺术业、娱乐业以及公共管理和社会组织等 13 个类别。具体内容见表 6—4。

医疗健康产业扩展层包含在农业、畜牧业、渔业和棉、化纤纺织及印染精加工业等 88 个具体部门中。

非医疗健康产业包括在林业、农、林、牧、渔服务业、黑色金属矿采选业和有色金属矿采选业等37个部门中。

表6—4 中国HSA投入产出表(2012)中的医疗健康产业表

医疗健康产业	GB/T4754-2011代码	类别名称
核心层	Q83	卫生
相关层	F515	医药及医疗器材批发
	F525	医药及医疗器材专门零售
	J68	保险业
	L71	租赁业
	L72	商务服务业
	M734	医学研究与试验发展
	M74	专业技术服务业
	P82	教育
	R85	新闻和出版业
	R86	广播、电视、电影和影视录音制作业
	R87	文化艺术业
	R89	娱乐业
	S	公共管理、社会保障和社会组织
扩展层	A01	农业
	A03	畜牧业
	A04	渔业
	C17	纺织业
	…	…

(三)投入产出数据的估算

中国HSA投入产出表的编制以对中国投入产出表分类体系的重构为基础,医疗健康产业分布在国民经济的诸多行业中,部分领域涉及国民经济行业分类中的小类及以下,利用现有公布的中国投入产出表无法获得详细并完整的医疗健康产业投入产出数据。本书研究的侧重点在于构建中国 HSA 的核算框架与账户体系，进一步分析阐释中国 HSA 投入产出表的编制原理，因此，本书计划利用中国投入产出表数据估算中国 HSA 投入产出数据。数据估算的依据和基本原理是利用医疗健康产业相关层和扩展层所属行业对医疗健康产业核心层(医疗卫生服务行业)的中间使用占该行业中间使用合计的比重作为权重，并用该权重作为分摊系数，利用矩阵运算分劈相关层和扩展层的投入产出中间使用数据、最终消费和进口数据以及收入法增加值数据，将医疗健康产业的相关流量数据从各个行业中剥离出来。

1. 核心层数据

对于医疗健康产业的核心层而言，其在中国投入产出表中的横行数据不需要分劈，只需要将相关层、扩展层和非医疗健康产业的中间使用数据汇总，以中国 HSA 投入产出表(2007)为例，核心层与核心层的交叉项与中国投入产出表(2007)数据一致；核心层与相关层的交叉项是将核心层与全部 12 个相关层行业的交叉项数据相加总；核心层与扩展层的交叉项是将核心层与全部 84 个扩展层行业的交叉项数据相加总；核心层与非医疗健康产业的交叉项是将核心层与全部 38 个非医疗健康产业的交叉项数据相加总。另外，核心层的最终消费、进口、其他和总产出数据均与中国投入产出表(2007)数据一致。

2. 相关层数据

中国 HSA 投入产出表的相关层包括对三类数据的汇总与估算：一是相关层位于第一象限的中间消费数据；二是相关层位于第二象限的最终消费、进口、其他和总产出数据；三是相关层位于第三象限的中间投入、增加值和总投入数据。

(1)中间消费数据

医疗健康产业的相关层对核心层的中间投入为相关层所属 12 个行业对核心层中间投入的汇总；相关层对相关层、扩展层和非医疗健康产业的中间投入需要借助中间投入比重分劈相关数据，相关层对核心层中间投入比例系数表如表 6—5 所示，其中，比例系数为中间投入与中间使用合计之比。

表 6—5　相关层对核心层中间投入及比例系数表

相关层＼核心层	中间投入（万元）	中间使用合计（万元）	比例系数
批发零售业	4494276	147136556	0.0305
保险业	79445	26141901	0.0030
租赁业	40445	2700287	0.0150
商务服务业	849811	83806705	0.0101
研究与试验发展业	68201	13441403	0.0051
专业技术服务业	158884	24693580	0.0064
教育	366698	12904146	0.0284
新闻出版业	53066	4573657	0.0116
广播、电视、电影和音像业	32042	4268664	0.0075
文化艺术业	11394	1494198	0.0076
娱乐业	67776	8159448	0.0083
公共管理和社会组织	18731	1353563	0.0138

相关层对相关层的中间投入数据如表 6—6 所示，其中，由于医疗健康产业仅是相关层所属行业中的一部分，因此，需要用相关层占核心层中间投入比例分劈表中数据。

上述分劈数据的过程将以矩阵相乘的形式完成，考虑到相关层中间投入数据与中间投入比例的对应关系，需要将表中相关层中间投入数据矩阵转置，进而与中间投入比例系数相乘，得到相关层对相关层各行业的中间投入数据，进一步将该数据加总，即得到相关层对相关层的中间投入数据。计算过程如下：

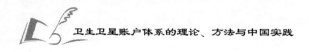

表 6—6　相关层对相关层中间投入数据表

单位：万元

相关层＼相关层	批发零售业	保险业	租赁业	商务服务业	研究与试验发展业	专业技术服务业	教育	新闻出版业	广播、电视、电影和音像业	文化艺术业	娱乐业	公共管理和社会组织
批发零售业	1876773	422849	37831	2339510	248879	333913	1532600	182975	167916	76963	363848	1765851
保险业	1171395	3836966	79192	347622	34296	205981	168926	43558	44062	92928	51632	885202
租赁业	180703	121719	9598	143166	6353	11932	8064	5851	23015	4740	1336	50973
商务服务业	17159124	2478698	22975	3129904	101397	467287	3102135	68827	326159	140235	117759	858292
研究与试验发展业	572750	28826	305	51175	284508	32830	413675	186	105	0	49386	2307
专业技术服务业	1017072	30731	3718	49366	152958	1581841	364776	3802	5396	3080	10145	213460
教育	618315	873690	3220	133218	112263	30940	2510970	9379	34754	41331	27881	3675409
新闻出版业	108501	3005	6037	174962	44692	94782	630557	22634	23525	78983	16975	1157513
广播、电视、电影和音像业	75965	88200	1343	32603	3687	835	82759	1059	529161	8005	80068	223795
文化艺术业	55589	3567	348	10204	1849	5691	23462	1265	1190	671529	1518	27841
娱乐业	1326739	484739	2516	166205	28848	2588	571186	32493	82391	22635	21924	922158
公共管理和社会组织	91385	5864	571	16775	3039	9356	38570	2079	1957	1134	2496	45769

$$\begin{pmatrix} 1876773 & 1171395 & \cdots & 1326739 & 91385 \\ 422849 & 3836966 & \cdots & 484739 & 5864 \\ 37831 & 79192 & \cdots & 2516 & 571 \\ 2339510 & 347622 & \cdots & 166205 & 16775 \\ 248879 & 34296 & \cdots & 28848 & 3039 \\ 333913 & 205981 & \cdots & 2588 & 9356 \\ 1532600 & 168926 & \cdots & 571186 & 38570 \\ 182975 & 43558 & \cdots & 32493 & 2079 \\ 167916 & 44062 & \cdots & 82391 & 1957 \\ 76963 & 92928 & \cdots & 22635 & 1134 \\ 363848 & 51632 & \cdots & 21924 & 2496 \\ 1765851 & 885202 & \cdots & 922158 & 45769 \end{pmatrix}_{12\times12} \times \begin{pmatrix} 0.0305 \\ 0.0030 \\ 0.0150 \\ 0.0101 \\ 0.0051 \\ 0.0064 \\ 0.0284 \\ 0.0116 \\ 0.0075 \\ 0.0076 \\ 0.0083 \\ 0.0138 \end{pmatrix}_{12\times1} = \begin{pmatrix} 279147.1 \\ 81537.2 \\ 2001.5 \\ 114726.8 \\ 15289.5 \\ 28266.5 \\ 168098.3 \\ 7377.7 \\ 14903.2 \\ 11621.3 \\ 14619.0 \\ 195539.6 \end{pmatrix}_{12\times1} \quad (1)$$

$$\sum_{i=1}^{12}(279147.1 + 81537.2 + \cdots + 14619.0 + 195539.6) = 933128 \quad (2)$$

同理，相关层对扩展层的中间投入数据计算如下：

$$\begin{pmatrix} 2506388 & 398799 & \cdots & 3497 & 84638 \\ 3672098 & 334792 & \cdots & 3163 & 41273 \\ 578937 & 228503 & \cdots & 427 & 14419 \\ 1122458 & 439312 & \cdots & 92218 & 23442 \\ 917408 & 743436 & \cdots & 49965 & 30070 \\ 526930 & 132732 & \cdots & 142494 & 6490 \\ \vdots & \vdots & \vdots & \vdots & \vdots \\ 33573 & 801582 & \cdots & 58845 & 2618 \\ 71552 & 18186 & \cdots & 14521 & 2132 \\ 78110 & 59980 & \cdots & 12029 & 1516 \\ 786684 & 310325 & \cdots & 159294 & 12371 \\ 881064 & 219137 & \cdots & 73721 & 8792 \\ 9564 & 6733 & \cdots & 6752 & 657 \end{pmatrix}_{84\times12} \times \begin{pmatrix} 0.0305 \\ 0.0030 \\ 0.0150 \\ 0.0101 \\ 0.0051 \\ 0.0064 \\ 0.0284 \\ 0.0116 \\ 0.0075 \\ 0.0076 \\ 0.0083 \\ 0.0138 \end{pmatrix}_{12\times1} = \begin{pmatrix} 99978.8 \\ 121351.5 \\ 21701.1 \\ 51602.8 \\ 39442.6 \\ 24284.0 \\ \vdots \\ 5510.7 \\ 7527.1 \\ 4099.4 \\ 36509.4 \\ 35172.5 \\ 2741.2 \end{pmatrix}_{84\times1} \quad (3)$$

$$\sum_{i=1}^{84}(99978.8 + 121351.5 + \cdots + 35172.5 + 2741.2) = 4405497 \quad (4)$$

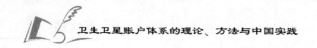

(2)最终消费、进口、其他和总产出数据

相关层位于第二象限的指标有七项，分别为最终消费支出、资本形成总额、出口、最终使用合计、进口、其他和总产出等，指标的计算过程如下，计算的结果是 7×1 矩阵，将矩阵内的 7 个数字分别填入对应的指标交叉项内即可，进一步由总产出减去其余六项指标数据，即可得到中间使用合计数据。计算过程如下：

$$\begin{pmatrix} 77477085 & 13826836 & \cdots & 1326015 & 156573054 \\ 19848283 & 0 & \cdots & 0 & 0 \\ 40075644 & 687174 & \cdots & 1604444 & 419999 \\ 137401012 & 14514009 & \cdots & 2930459 & 156993054 \\ 0 & 868250 & \cdots & 1140057 & 651359 \\ 3787842 & 446583 & \cdots & 199430 & 480459 \\ 288325411 & 40234243 & \cdots & 10149279 & 158175717 \end{pmatrix}_{7\times12} \times \begin{pmatrix} 0.0305 \\ 0.0030 \\ 0.0150 \\ 0.0101 \\ 0.0051 \\ 0.0064 \\ 0.0284 \\ 0.0116 \\ 0.0075 \\ 0.0076 \\ 0.0083 \\ 0.0138 \end{pmatrix}_{12\times1} = \begin{pmatrix} 8197260 \\ 606264 \\ 1581918 \\ 10385443 \\ 320844 \\ 135583 \\ 32888123 \end{pmatrix}_{7\times1} \quad (5)$$

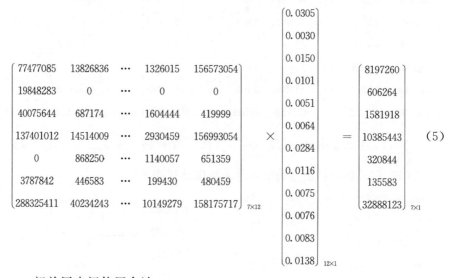

$$\begin{aligned} \text{相关层中间使用合计} &= 32888123-(8197260+\cdots+135583) \\ &= 22687941 \end{aligned} \quad (6)$$

(3)中间投入、增加值和总投入数据

相关层位于第三象限的指标有六项，分别为劳动者报酬、生产税净额、固定资产折旧、营业盈余、增加值合计和总投入。其中，由于投入产出表中的总投入等于总产出，因此，总投入数据已经由上述矩阵计算得到。本部分仅需计算增加值及其构成项即可，计算过程如下所示，进一步可以由总投入减去增加值合计，得到中间投入合计数据。计算过程如下：

$$\begin{pmatrix} 41886090 & 7457954 & \cdots & 1087850 & 75329462 \\ 42045373 & 2106492 & \cdots & 563220 & 433694 \\ 12313864 & 371179 & \cdots & 663766 & 10700176 \\ 77079042 & 1755636 & \cdots & 2422047 & 388750 \\ 173324369 & 11691262 & \cdots & 4736883 & 86852081 \end{pmatrix}_{5\times 12} \times \begin{pmatrix} 0.0305 \\ 0.0030 \\ 0.0150 \\ 0.0101 \\ 0.0051 \\ 0.0064 \\ 0.0284 \\ 0.0116 \\ 0.0075 \\ 0.0076 \\ 0.0083 \\ 0.0138 \end{pmatrix}_{12\times 1} = \begin{pmatrix} 4209434 \\ 1413659 \\ 830244 \\ 2769276 \\ 9222613 \end{pmatrix}_{5\times 1} \quad (7)$$

$$\begin{aligned} \text{相关层中间投入合计} &= 32888123-(4209434+\cdots+9222613) \\ &= 23665510 \end{aligned} \quad (8)$$

3. *扩展层数据*

中国 HSA 投入产出表的扩展层同样包括对第一象限的中间使用数据、第二象限的最终消费、进口、其他和总产出数据以及第三象限的中间投入、增加值和总投入数据等三类数据的汇总与估算。

(1)中间消费数据

扩展层对核心层的中间投入为扩展层所属 84 个行业对核心层中间投入的汇总;扩展层对相关层和扩展层的中间投入需要借助中间投入比重分劈相关数据,扩展层对核心层中间投入的比例系数如表 6－7 所示。

扩展层对扩展层中间投入的计算过程如以下矩阵所示,其中,由于医疗健康产业仅是扩展层所属行业中的一部分,因此,需要用扩展层占核心层的中间投入比例分劈数据,考虑到扩展层中间投入数据与中间投入比例的对应关系,需要将扩展层中间投入数据矩阵转置,进而与中间投入比例相乘,得到扩展层对扩展层各行业的中间投入数据,进一步将该数据加总,即得到扩展层对扩展层的中间投入数据。

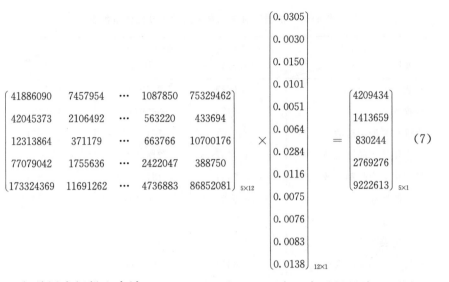

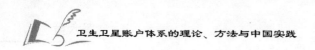

表 6—7 扩展层对核心层中间投入及比例系数表

扩展层 \ 核心层	中间投入（万元）	中间使用合计（万元）	比例系数
农业	581729	191591932	0.0030
畜牧业	4426	86397196	0.0001
酒精及酒的制造业	639704	17121428	0.0374
专用化学产品制造业	412657	71442223	0.0058
日用化学产品制造业	437491	13707642	0.0319
医药制造业	37676221	56006521	0.6727
⋮	⋮	⋮	⋮
仪器仪表制造业	368863	37009529	0.0100
科技交流和推广服务业	16614	5718665	0.0029
环境管理业	37975	3802622	0.0100
居民服务业	267708	6687212	0.0400
其他服务业	631338	36688674	0.0172
社会保障业	9389	678488	0.0138

$$\begin{pmatrix} 21086505 & 19772186 & \cdots & 201968 & 1811 \\ 399619 & 13231699 & \cdots & 0 & 0 \\ 244 & 9004 & \cdots & 0 & 0 \\ 144071 & 93778 & \cdots & 166637 & 1525 \\ 0 & 10765 & \cdots & 15425 & 0 \\ 16098 & 6212 & \cdots & 464 & 947 \\ \vdots & \vdots & \vdots & \vdots & \vdots \\ 15241 & 12887 & \cdots & 36448 & 677 \\ 752284 & 206549 & \cdots & 500 & 0 \\ 126082 & 17251 & \cdots & 5499 & 185 \\ 175625 & 62304 & \cdots & 1942391 & 16143 \\ 822360 & 146818 & \cdots & 148974 & 24668 \\ 42425 & 20689 & \cdots & 4407 & 329 \end{pmatrix}_{84\times84} \times \begin{pmatrix} 0.0030 \\ 0.0001 \\ 0.0001 \\ 0.0047 \\ 0.0001 \\ 0.0018 \\ \vdots \\ 0.0046 \\ 0.0030 \\ 0.0100 \\ 0.0400 \\ 0.0172 \\ 0.0138 \end{pmatrix}_{84\times1} = \begin{pmatrix} 204504.5 \\ 623997.4 \\ 143506.4 \\ 325311.1 \\ 614119.6 \\ 276755.9 \\ \vdots \\ 73833.4 \\ 24814.5 \\ 47722.0 \\ 379329.7 \\ 260636.9 \\ 11039.5 \end{pmatrix}_{84\times1} \quad (9)$$

$$\sum_{i=1}^{84}(204504.5+623997.4+\cdots+260636.9+11039.5)=29914296 \quad (10)$$

同理，扩展层对相关层的中间投入数据计算如下：

$$\begin{pmatrix} 53769 & 16498 & \cdots & 3302915 & 45808 \\ 0 & 0 & \cdots & 773074 & 2939 \\ 7919 & 856 & \cdots & 76190 & 286 \\ 192518 & 0 & \cdots & 1918338 & 8409 \\ 124445 & 147594 & \cdots & 42139 & 1523 \\ 104177 & 0 & \cdots & 88570 & 4690 \\ 30849 & 281582 & \cdots & 601007 & 19334 \\ 0 & 0 & \cdots & 25035 & 1042 \\ 4133 & 187 & \cdots & 163091 & 981 \\ 16231 & 1089 & \cdots & 95055 & 568 \\ 88229 & 11839 & \cdots & 72646 & 1251 \\ 0 & 0 & \cdots & 2836087 & 22942 \end{pmatrix}_{12\times 84} \times \begin{pmatrix} 0.0030 \\ 0.0001 \\ 0.0001 \\ 0.0047 \\ 0.0001 \\ 0.0018 \\ \vdots \\ 0.0046 \\ 0.0030 \\ 0.0100 \\ 0.0400 \\ 0.0172 \\ 0.0138 \end{pmatrix}_{84\times 1} = \begin{pmatrix} 1004716 \\ 308075.7 \\ 12388.3 \\ 499853.2 \\ 152594.2 \\ 147193.7 \\ 823282.6 \\ 50365.7 \\ 93718.0 \\ 48239.7 \\ 72210.6 \\ 1527749 \end{pmatrix}_{12\times 1} \quad (11)$$

$$\sum_{i=1}^{12}(1004716+308075.7+\cdots+72210.6+1527749)=4740387 \quad (12)$$

(2)最终消费、进口、其他和总产出数据

扩展层位于第二象限的指标计算过程如下，计算的结果同样是 7×1 矩阵，将矩阵内的 7 个数字分别填入对应的指标交叉项内即可，进一步由总产出减去其余六项指标数据，即可得到中间使用合计数据。计算过程如下：

$$\begin{pmatrix} 54039329 & 42339955 & \cdots & 4282074 & 1522272 \\ -1605078 & 20915898 & \cdots & 0 & 0 \\ 5415678 & 536842 & \cdots & 712191 & 0 \\ 57849930 & 63792695 & \cdots & 4994265 & 1522272 \\ 14901516 & 1625680 & \cdots & 506056 & 0 \\ 12049654 & 12685789 & \cdots & 1326504 & -81497 \\ 246590000 & 161250000 & \cdots & 42503388 & 2119264 \end{pmatrix}_{7\times 84} \times \begin{pmatrix} 0.0030 \\ 0.0001 \\ 0.0001 \\ 0.0047 \\ 0.0001 \\ 0.0018 \\ \vdots \\ 0.0046 \\ 0.0030 \\ 0.0100 \\ 0.0400 \\ 0.0172 \\ 0.0138 \end{pmatrix}_{84\times 1} = \begin{pmatrix} 17127948 \\ 92845348 \\ 4041771 \\ 124015068 \\ 11074866 \\ 2052973 \\ 218280973 \end{pmatrix}_{7\times 1} \quad (13)$$

扩展层中间使用合计＝218280973－(17127948＋…＋2052973)＝103287762 (14)

(3)中间投入、增加值和总投入数据

扩展层增加值及其构成项的计算过程如以下矩阵所示，进一步可以由总投入减去增加值合计，得到中间投入合计数据。

$$\begin{pmatrix} 151544213 & 74125305 & \cdots & 3616576 & 1104220 \\ 478020 & 0 & \cdots & 1401399 & 2822 \\ 7985534 & 3894128 & \cdots & 955002 & 50539 \\ 0 & 0 & \cdots & 10717287 & 87590 \\ 160007767 & 78019433 & \cdots & 16690264 & 1245171 \end{pmatrix}_{5\times 84} \times \begin{pmatrix} 0.0030 \\ 0.0001 \\ 0.0001 \\ 0.0047 \\ 0.0001 \\ 0.0018 \\ \vdots \\ 0.0046 \\ 0.0030 \\ 0.0100 \\ 0.0400 \\ 0.0172 \\ 0.0138 \end{pmatrix}_{84\times 1} = \begin{pmatrix} 19295171 \\ 7192639 \\ 5186817 \\ 16693519 \\ 48368147 \end{pmatrix} \quad (15)$$

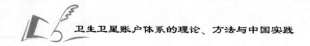

扩展层中间投入合计＝218280937－(19295171＋…＋48368147)＝169912790　(16)

4. 非医疗健康产业层数据

中国 HSA 投入产出表的非医疗健康产业层同样包括第一象限的中间消费数据、第二象限的最终消费、进口、其他和总产出数据以及第三象限的中间投入、增加值和总投入数据，但是，由于非医疗健康产业对核心层的中间投入均为零，不能计算中间投入比例系数，进而不能通过分劈数据的方法直接获得。但是，由于中国 HSA 投入产出表中各项指标的合计数和核心层、相关层、扩展层的分项数据已经通过估算得到，那么非医疗健康产业层相关数据也可以通过计算得出。

三、中国 HSA 投入产出表的结果分析

(一)中国 HSA 投入产出表(2002)

表 6－8 中数据显示，2002 年，中国 HSA 核心层(卫生服务行业)对核心层、相关层、扩展层和非医疗健康产业层的中间投入分别为 85818 万元、592906 万元、1932540 万元和 476323 万元，可见对扩展层的中间投入量最大，占中间使用合计的 62.6％；核心层的最终使用合计为 37877899 万元，总产出为 39171242 万元，增加值为 19148942 万元，增加值率约为 48.9％。

中国 HSA 相关层(卫生相关服务行业)对核心层、相关层、扩展层和非医疗健康产业层的中间投入分别为 715382 万元、290919 万元、1134900 万元和 258909 万元；相关层的最终使用合计为 2604271 万元，进口数额为 58991 万元，出口数额达到 380629 万元，呈进出口顺差状态；相关层的增加值为 2334096 万元，总产出为 4826532 万元，增加值率约为 48.4％。

中国 HSA 扩展层(卫生服务支持行业)对核心层、相关层、扩展层和非医疗健康产业层的中间投入分别为 19221100 万元、1596981 万元、23147509 万元和 4552823 万元，扩展层最终使用合计为 21703584 万元，进口数额为

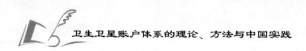

表 6－8　中国 HSA 投入产出表(2002)

单位:万元

产出 / 投入	中间消费(按产品分类)					最终消费				进口	其他	总产出
	核心层:卫生服务行业	相关层:卫生相关服务行业	扩展层:卫生服务支持行业	非医疗健康产业	中间使用合计	最终消费支出	资本形成总额	出口	最终使用合计			
核心层:卫生服务行业	85818	592906	1932540	476323	3087587	37877899	0	0	37877899	0	－1794244	39171242
相关层:卫生相关服务行业	715382	290919	1134900	258909	2400110	1122651	146819	380629	2604271	58991	－118858	4826532
扩展层:卫生服务支持行业	19221100	1596981	23147509	4552823	48518413	6497739	12879943	2325902	21703584	2336976	－133863	67751158
非医疗健康产业	0	11630	35659880	1826038356	1861709867	671413711	442623238	306736644	1419819421	267028842	8055639	3022556085
中间投入合计	20022300	2492436	61874829	1831326411	1915715976	716912000	455650000	309443175	1482005175	269424809	6008674	3134305017
劳动者报酬	13624643	1330642	2414540	572135168	589504993							
生产税净额	315552	491680	1111883	172702998	174622113							
固定资产折旧	2662872	213901	921052	183607847	187405672							
营业盈余	2545874	297873	1428854	262783662	267056263							
增加值合计	19148942	2334096	5876329	1191229674	1218589041							
总投入	39171242	4826532	67751158	3022556085	3134305017							

2336976万元，出口数额达到2325902万元，进出口呈现微小逆差状态；扩展层的增加值为5876329万元，总产出为67751158万元，增加值率约为8.7%。

非医疗健康产业层对核心层、相关层、扩展层和非医疗健康产业层的中间投入分别为0万元、11630万元、35659880万元和1826038356万元，非医疗健康产业最终使用合计为1419819421万元，进口数额为267028842万元，出口数额达到306736644万元，进出口呈现顺差状态；非医疗健康产业的增加值为1191229674万元，总产出为3022556085万元，增加值率约为39.4%。

根据中国HSA投入产出表(2002)数据可知，医疗健康产业的增加值达到27359367(=19148942+2334096+5876329)万元，占全社会增加值的比重为2.25%，可见医疗健康产业对于其他产业具有较强的溢出效应；医疗健康产业的出口总额为2706531(=380629+2325902)万元，进口总额为2395967(=58991+2336976)万元，医疗健康产业进出口呈现顺差状态。

(二)中国HSA投入产出表(2007)

表6—9中数据显示，2007年，中国HSA核心层对核心层、相关层、扩展层和非医疗健康产业层的中间投入分别为261893万元、1398730万元、6430963万元和1831872万元，对扩展层的中间投入量最大，占中间使用合计的64.8%，该数字较中国HSA投入产出表(2002)有所上升；核心层的最终使用合计为101432188万元，比2002年的相应数据提高167.8%；出口数额达到421456万元，进口数额达到201371万元，进出口呈顺差状态；总产出为107257735万元，增加值为35501142万元，增加值率约为48.9%，总产出和增加值分别比2002年相应数据提高173.8%和85.4%。

中国HSA相关层对核心层、相关层、扩展层和非医疗健康产业层的中间投入分别为6240768万元、933128万元、4405497万元和11108548万元；相关层的最终使用合计为10385443万元，比2002年相应数字提高298.8%；进口数额为320844万元，出口数额达到1581918万元，进出口呈顺

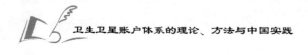

表 6—9　中国 HSA 投入产出表(2007)

单位:万元

投入＼产出	中间消费(按产品分类)					最终消费				进口	其他	总产出
	核心层:卫生服务行业	相关层:卫生相关服务行业	扩展层:卫生服务支持行业	非医疗健康产业	中间使用合计	最终消费支出	资本形成总额	出口	最终使用合计			
核心层:卫生服务行业	261893	1398730	6430963	1831872	9923458	101010733	0	421456	101432188	201371	—3896541	107257735
相关层:卫生相关服务行业	6240768	933128	4405497	11108548	22687941	8197260	606264	1581918	10385443	320844	135583	32888123
扩展层:卫生服务支持行业	65253932	4740387	29914296	3379147	103287762	17127948	92845348	14041771	124015068	11074866	2052973	218280937
非医疗健康产业	0	16593265	129162034	5246497049	5392252348	1191099429	960907088	939364765	3146206796	728608466	20312148	7830162825
中间投入合计	71756593	23665510	169912790	5262816616	5528151509	1317435370	1054358700	955409910	3382039495	740205547	18604163	8188589620
劳动者报酬	23547455	4209434	19295171	1053420940	1100473000							
生产税净额	1293074	1413658	7192639	375287862	385187233							
固定资产折旧	3260103	830244	5186817	363278158	372555322							
营业盈余	7400511	2769276	16693519	775359250	802222556							
增加值合计	35501142	9222613	48368147	2567346209	2660438111							
总投入	107257735	32888123	218280937	7830162825	8188589620							

差状态，净出口数额为1261074万元，比2002年相应数字提高292.1%；相关层的增加值为9222613万元，总产出为32888123万元，增加值率约为28%，增加值和总产出分别比2002年相应数据提高295.1%和581.4%。

中国HSA扩展层对核心层、相关层、扩展层和非医疗健康产业层的中间投入分别为65253932万元、4740387万元、29914296万元和3379147万元；扩展层最终使用合计为124015068万元，比2002年提高471.4%；进口数额为11074866万元，出口数额达到14041771万元，进出口呈现顺差状态；扩展层的增加值为48368147万元，总产出为218280937万元，增加值率约为22.2%，增加值和总产出分别比2002年相应数据提高723.1%和222.2%。

非医疗健康产业层对核心层、相关层、扩展层和非医疗健康产业层的中间投入分别为0万元、16593265万元、129162034万元和5246497049万元，非医疗健康产业最终使用合计为3146206796万元；非医疗健康产业的增加值为2567346209万元，总产出为7830162825万元，增加值率约为32.8%。

总体上看，2007年，医疗健康产业的增加值达到93091902(＝35501142＋9222613＋48368147)万元，占全社会增加值的比重为3.5%，相对于2002年增长240.3%；医疗健康产业的出口总额为16045145万元，进口总额为11597081万元，医疗健康产业进出口呈现顺差状态。

(三)中国HSA投入产出表(2012)

表6－10中数据显示，2012年，中国HSA核心层对核心层、相关层、扩展层和非医疗健康产业层的中间投入分别为945954万元、1206411万元、1635878万元和775626万元，对扩展层的中间投入量最大，占中间使用合计的35.8%，该数字较中国HSA投入产出表(2007)大幅下降，说明医疗健康产业核心层与相关层得到较快发展；核心层的最终使用合计为199977939万元，比2007年相应数据提高97.2%；出口数额达到427962万元，进口数额达到872352万元，核心层出口增幅较小，进出口呈逆差状态；总产出为203320159万元，增加值为86864016万元，增加值率约为42.7%，总产出和增加值分别比2007年相应数据提高89.6%和144.7%。

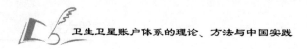

表 6－10　中国 HSA 投入产出表(2012)

单位:万元

投入＼产出	中间消费(按产品分类)					最终消费				进口	其他	总产出
	核心层:卫生服务行业	相关层:卫生相关服务行业	扩展层:卫生服务支持行业	非医疗健康产业	中间使用合计	最终消费支出	资本形成总额	出口	最终使用合计			
核心层:卫生服务行业	945954	1206411	1635878	775626	4563869	199549977	0	427962	199977939	872352	－349298	203320159
相关层:卫生相关服务行业	9098229	1506354	5680369	1743042	18027994	12771002	1021744	2289672	16082419	188909	－18307	33903197
扩展层:卫生服务支持行业	106411960	4971559	46374807	7186284	164944610	42807394	14938740	16105861	73851994	12738915	1172951	227230640
非医疗健康产业	0	9242931	123685271	10327804450	10460732652	2462057393	2467938470	1347835031	6277830894	1206469611	19722904	15551816838
中间投入合计	116456143	16927255	177376325	10337509402	10648269125	2717185766	2483898954	1366658526	6567743246	1220269787	20528250	16016270834
劳动者报酬	72440617	9270980	20289746	2539339596	2641340939							
生产税净额	901941	3078481	7689131	724392700	736062253							
固定资产折旧	8575587	1371530	6715169	700157539	716819825							
营业盈余	4945871	3254951	15160269	1250417601	1273778692							
增加值合计	86864016	16975942	49854315	5214307436	5368001709							
总投入	203320159	33903197	227230640	15551816838	16016270834							

中国HSA相关层对核心层、相关层、扩展层和非医疗健康产业层的中间投入分别为9098229万元、1506354万元、5680369万元和1743042万元;相关层的最终使用合计为16082419万元,比2007年相应数字提高54.9%;进口数额为188909万元,出口数额达到2289672万元,呈进出口顺差状态,净出口数额为2100763万元;相关层的增加值为16975942万元,总产出为33903197万元,增加值率约为50.1%,增加值和总产出分别比2007年相应数据提高84.1%和3.1%,可见相关层总产出增长较少。

中国HSA扩展层对核心层、相关层、扩展层和非医疗健康产业层的中间投入分别为106411960万元、4971559万元、46374807万元和7186284万元;扩展层最终使用合计为73851994万元;进口数额为12738915万元,出口数额达到16105861万元,进出口呈顺差状态;扩展层的增加值为49854315万元,总产出为227230640万元,增加值率约为21.9%,增加值和总产出分别比2007年相应数据提高3.1%和4.1%,说明从2007年到2012年间,扩展层的增加值和总产出增长缓慢。

非医疗健康产业层对核心层、相关层、扩展层和非医疗健康产业层的中间投入分别为0万元、9242931万元、123685271万元和10327804450万元,非医疗健康产业最终使用合计为6277830894万元;非医疗健康产业的增加值为5214307436万元,总产出为15551816838万元,增加值率约为33.5%。

总体上看,2012年,医疗健康产业的增加值达到153694273(=86864016+16975942+49854315)万元,占全社会增加值的比重为2.86%,该比重较2007年数据有所下降。

综合比较中国HSA投入产出表可知,2002年,2007年和2012年,中国核心层的增加值分别为19148942万元、35501142万元和86864016万元,平均年增长速度为16.32%,高于同时期GDP的平均增长速度;相关层的增加值分别为2334096万元、9222613万元和16975942万元,平均年增长速度为21.9%;扩展层的增加值分别为5876329万元、48368147万元和49854315万元,平均年增长速度为23.8%;医疗健康产业的增加值分别为27359367

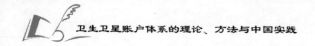

万元、93091902万元和153694273万元，平均年增长速度为18.8%。数据表明，不仅医疗卫生服务行业增速较快，而且医疗卫生相关和扩展行业的增速更快，总体上看，医疗健康产业的增速快于GDP的增速，说明医疗健康产业的发展速度高于国民经济各行业的平均水平。

第七章 结论、建议与展望

一、主要工作与结论

(一)主要工作

医疗健康产业是国民经济的重要组成部分,现已成为国民经济发展的重要动力和加速器:一方面表现在国民经济生产领域。医疗健康产业将国民经济生产、分配、交换和消费的各个环节紧密地联系起来,是保证社会生产活动得以正常进行与发展的前提和条件;另一方面表现在社会生活领域。医疗健康产业的发展使得人们生活的便利性得到极大的改善,同时消费方式大大改变,消费质量也大幅提高。这一切都足以说明医疗健康产业已经与国民经济完全融合在一起,渗透到了经济社会的方方面面,对国民经济的发展发挥着重要的作用。本书从医疗健康产业测度的现实需求角度出发,在系统研究国民经济核算理论和方法的基础上,全面分析 HSA 卫星账户的基础理论，明确在中国开展 HSA 理论研究和实践的必要性及可行性，构建中国 HSA 的核算框架和概念体系，并利用已有数据，对 HSA 投入产出表进行编制。总体上看，本书的主要工作可归纳为以下几个方面：

1. 阐释中国 HSA 编制的必要性和可行性

在深入分析国内、外医疗健康产业核算现状的基础上，提出当前中国的医疗卫生统计测度工作主要存在未能反映属于第一产业和第二产业的医疗卫生生产活动，对属于第三产业的医疗卫生生产活动反映不完整等局限，从而提出测度医疗健康产业经济效应的新方法，即以 SNA 和卫星账户理论为基础，构建和编制医疗健康产业卫星账户，即 HSA。HSA 是以投入产出表为基础，以医疗健康产业为核算主体，符合国民经济核算的标准及规则，并能全面反映医疗健康产业活动的附属账户体系。在 HSA 中，包括在医疗健康产业的核算范畴之内，但不能在 SNA(2008)中心框架中体现的部分都应该纳入其中，核算指标包括医疗健康产业的产出、消费、资产、负债和进出口，以及医疗健康产业的就业情况等。在对中国现行医疗卫生统计测度工作的局限性以及 HSA 基本功能和框架结构进行详尽分析的基础上，认为中国 HSA 的编制是有必要并且可行的。

2. 界定医疗健康产业的概念，构建科学的医疗健康产业分类体系

本书指出："广义的医疗健康产业不仅包括国民经济行业分类中所界定的医疗卫生行业，同时也包括医疗卫生相关及扩展行业，其外延得到一定的拓展。"在此基础上，研究医疗健康产业的分类体系，将医疗健康产业产品分为医疗健康产业的特征产品和关联产品两类，将医疗健康产业从产业分类角度划分为三个层次，即医疗卫生行业(核心层)、医疗卫生相关行业(相关层)和扩展行业(扩展层)三个部分，其中，核心层是医疗健康产业产品的主要生产者；相关层是医疗健康产业的延伸，为医疗卫生服务活动提供金融、保险、教育、管理等方面的支持服务，或者说是医疗健康产业服务的新模式[①]；扩展层医疗健康产业既是核心层和相关层服务供给的主要消费者，也

① 包括增值服务业、医疗健康产业环境保护业、医疗健康产业信息服务业、医疗健康产业金融与保险业、医疗健康产业教育业、医疗健康产业综合服务业等。

是提供医疗健康产品(服务)所需生产要素的必要供给者,包括第一产业中的生产要素提供者,如农业等,第二产业中的生产要素提供者,如医疗健康产业设备制造业等。

3. 明确限定 HSA 的生产范围

提出 HSA 应突破 SNA 中心框架的生产范围,将非市场的、存在于政府、企业及住户部门的自营医疗健康服务也纳入 HSA 的生产范围,这是因为住户部门、企业部门为自身最终需求而进行的医疗健康产业活动的生产以及政府部门的公共医疗健康服务都是医疗健康产业的重要构成,在医疗健康产业活动中占据较大的份额,有产出就必定有相应的投入,这完全符合经济生产的特点。HSA 应纳入核算期内的医疗健康生产活动、收入形成、使用和资本形成等活动,即对医疗健康产业进行全口径核算,不仅包括已纳入现行 SNA 中心框架生产核算范围的生产活动,而且也要包括非 SNA 中心框架的生产活动,如企业内部的医疗健康辅助活动,以及住户无酬护理活动等,因此,HSA 在核算范围和核算规则方面对 SNA 中心框架进行补充,扩展了医疗健康产业的生产范围,实现了对医疗健康产业经济活动的全面核算。

4. 设计 HSA 的总量指标和基本表式

以 HSA 的总量指标和基本表式为基础,可以构建医疗健康产业核算体系与国民经济核算体系之间的衔接关系。HSA 是基于投入产出表进行编制的,以投入产出表为基础,再通过适当的拓展搭建较为完善的 HSA 生产账户体系,最终目的是使 HSA 核算指标在国民账户体系中得以呈现,进一步以附属账户的形式展现医疗健康产业在经济运行中的全过程。本书设计了一组反映医疗健康产业的总量指标以及所对应的基本表式,分别是:按医疗卫生服务功能、资金来源和提供机构交叉组合划分的经常性医疗卫生支出表,按医疗卫生服务资金来源、筹资来源和提供要素交叉组合划分的经常性医疗卫生支出表,以及医疗健康产业的生产账户、积累账户、和供给使用表等。同时:“指出由于在中国的国民经济行业分类(GB/T4754-2011)中,并没有对医疗健康产业进行专门的划分,医疗健康产业分散在国民经济的诸多行业中，导致在编制中国 HSA 时，不能够从现行的统计数据体系中获取充分的数据。"因此，在现有国民经济核算数据体系的基础上，需要针对医疗健康产业开展抽样调查和重点调查等，以获取编制中国 HSA 所需的数据资料。

5. 构建 HSA 的完整核算框架

在充分考虑 HSA 生产范围扩大和 SNA(2008)新变革的基础上，根据 HSA 的功能和基本属性，从支出和产出两个角度构建 HSA 的完整核算框架。首先，以 SHA 现有的账户体系作为 HSA 的支出核算体系，进一步将 SHA(2000)框架下和 SHA(2011)框架下的支出核算体系区分为核心支出核算体系和扩展支出核算体系。另外，在 SHA(2011)的基础上，通过增补产出账户的方式构建医疗健康产业的产出核算体系，包括建立医疗健康产业的产出和增加值账户、总资本存量账户和投入产出表等。

6. 编制出 2002 年、2007 年和 2012 年中国 HSA 投入产出表

根据中国投入产出表(2002 年、2007 年和 2012 年)数据，以各行业对医疗卫生行业中间投入占各行业中间投入总量的比重为权重，用该权重作为分摊系数分劈医疗健康产业相关层和扩展层的投入产出流量数据，将医疗健康产业的相关流量数据从各个行业中剥离出来，从而在原有中国投入产出表的基础上，构建以医疗健康产业为主体，医疗健康产业与非医疗健康产业并存的中国 HSA 投入产出表。结果表明，2002 年、2007 年及 2012 年，医疗卫生行业的增加值分别为 19148942 万元、35501142 万元和 86864016 万元，平均年增长速度为 16.32%，医疗健康产业的增加值分别为 19148942 万元、35501142 万元和 86864016 万元，平均年增长速度为 18.8%，可见医疗健康产业的发展速度较快。

(二)结论

中国 HSA 的构建与编制是国民经济核算研究领域的前沿问题，目前仍处于探索阶段，本书对 HSA 理论和实践方面的现存局限，对其加以补充、完善和创新，研究得出的主要结论如下：

1. 中国有必要尽早构建并编制 HSA

HSA 从医疗卫生生产活动的视角增加了国民经济账户体系的分析功能,实现了对医疗卫生生产活动的全口径统计。总体上看,中国构建并编制 HSA 的必要性有四个方面:一是通过 HSA 的投入产出分析可以准确测算中国医疗卫生资源的配置效率,挖掘影响配置效率的关键问题,切实地提高医疗卫生资源的配置效率;二是中国医疗卫生体制改革的方向与医疗健康产业的发展状况密切相关,通过中国 HSA 的产出核算可以及时掌握医疗健康产业的核心统计核算指标,为深化医改提供重要的决策依据;三是通过 HSA 的账户分析可以全面洞悉中国医疗健康产业的运行态势、发展前景和突出问题,以此确保医疗健康产业沿着正确的方向持续健康发展;四是中国国家统计局现已启动"医疗健保产业分类及行业指标推算研究"项目,计划联合国家卫生健康委员会共同开展医疗健康产业的统计核算工作,中国 HSA 的构建与编制必将为国家统计局、国家卫生健康委员会等部门开展上述工作提供重要参考。

2. 医疗健康产业统计是对 ISIC4.0 口径下医疗卫生服务统计的扩展和补充

医疗卫生产品(服务)是从需求角度定义的概念,在内容上包括:用于增进、恢复、保持个体或群体的健康而提供的货物和服务。医疗卫生产品(服务)的生产者分布在国民经济的各个行业中,可以被区分为主要生产者、次要生产者、住户部门、职业护理者和医疗卫生相关活动生产者。从分类内涵上看,医疗健康产业的基本结构、生产范围以及核算角度等方面与 ISIC4.0 分类存在较大差异,突出表现在医疗健康产业统计是对医疗卫生产品(服务)的统计,因此,医疗健康产业统计是对 ISIC4.0 口径下医疗卫生服务统计的重要扩展和补充。

3. 中国 HSA 的构建与编制有助于推动中国国民经济核算体系向 SNA(2008)转变

开展医疗健康产业的全口径统计,以摆脱传统医疗卫生行业统计的束缚,将医疗健康产业的各个组成部分从国民经济的各个行业中剥离出来,从而对医疗卫生生产活动进行无遗漏地统计，以摸清医疗健康产业的家底，这为中国开展医疗健康产业统计提供方法基础。同时，在 SNA（2008）中，HSA 以附属账户的形式被正式纳入国民经济核算体系。因此，中国的 HSA 不仅是开展医疗健康产业统计的重要方法，也是将中国国民经济核算的研究与实践推向深入的重要途径。

4. 中国 HSA 的构建与编制有助于完善和发展医疗卫生统计体系

国民经济核算体系发展至今，已经形成了较为成熟的概念模式与核算框架，其下设的子体系都需要按照既定的规则展开核算，医疗卫生统计体系也不例外。在 SNA(2008)中，核算范围划分的基础是 ISIC4.0，该分类体系从全社会产品供给的角度，根据生产活动的同质性，将国民经济整体划分为若干个行业，正是这一规则决定了现行医疗卫生统计的范围只能是医疗卫生行业。但是，对于国民经济的某些重点领域，仅提供行业统计数据则远远不能满足各类用户的分析需要，也正是这个原因，决定了要从居民的医疗卫生需求角度开展医疗健康产业的全口径统计，通过对居民医疗卫生支出的调查和统计，使医疗健康产业的实际规模和产出水平得到真实反映。因此，中国 HSA 的构建与编制是对现行医疗卫生统计体系的完善和发展。

5. 中国 HSA 的构建与编制有助于制定出科学、合理的医疗卫生政策

目前，中国政府和社会各界普遍关注如下两个问题：一是如何更好地发挥医疗健康产业的经济影响力，使其成为国民经济的支柱产业，从而推动其对国民经济做出更大的贡献；二是如何进一步促进医疗卫生事业与经济社会的和谐发展。实现上述目标的关键是相关政府决策部门（如国家卫生健康委员会、国家统计局、人力资源和社会保障部等）所制定的医疗卫生政策能否切实地起到监督、管理和调节的作用。但是，由于现行医疗卫生统计的口径较窄，使得政府决策部门无法掌握系统、完整的医疗健康产业统计数据，该局限已经影响到医疗卫生政策制定的科学性和合理性。因此，通过中国 HSA 的构建与编制，为政府决策部门提供全面、准确和翔实的基础数据，这对于医疗卫生政策的制定具有重要意义。

二、政策建议

(一)理论方面

综合上述,构建并编制 HSA 是 ISIC4.0 口径下医疗卫生服务统计扩展的有效途径,也是开展医疗健康产业全口径统计,强化医疗健康产业化发展意识,促进医疗健康产业更好、更快发展的重要举措,现阶段中国有必要积极开展 HSA 的研究与实践工作。但是,由于中国医疗卫生统计的基础薄弱,并且 HSA 的实施仍然存在有待解决的理论难点问题,因此,针对中国 HSA 的理论研究方面提出以下几点建议:

1. 遵循 SNA(2008)的惯例和基本原则

在核算方法上,中国 HSA 需要遵循 SNA(2008)的惯例和基本原则,并与中国国民经济核算的方法相衔接,但是,也允许有一定的灵活性和适应性。从 HSA 的核算角度上看,HSA 反映了医疗健康产品的生产和消费情况,以及二者之间的供给和需求关系,编制 HSA 需要以医疗健康产品(服务)为总体汇总数据,实际上,所需数据已经包含在现行的国民经济核算体系之中,只是没有独立列示出来。中国 HSA 是针对现行的国民经济核算体系,为适应医疗健康产业分析需要而进行的数据分离和再整理。中国 HSA 嵌入在中国国民经济核算体系之中,是中国国民经济核算体系的一部分,两者在概念、核算方法上是一致的,也可以说 HSA 是为医疗健康产业核算专门构建的国民经济核算账户。因此,HSA 的构建与编制同样要遵循 SNA(2008)的惯例和基本原则。

2. 借鉴国际标准,准确界定 HSA 的概念体系

遵循统一的概念对开展 HSA 核算非常必要,由于医疗卫生活动涉及众多基层单位和经济行为,如果没有一套统一界定的概念体系,显然不能实现对医疗卫生活动全面统计的目的。目前,许多国际组织正在开展关于医疗

卫生产出和费用核算的研究工作，并已取得一些重要的成果，其中，对医疗卫生活动、医疗卫生费用、医疗健康产业产出和增加值等都做出了较为客观和科学的界定，这些国际标准将成为中国在构建 HSA 时的重要参考。在借鉴国际标准的同时，还需将中国现行的医疗卫生统计分类标准与国际标准相协调，包括国民经济行业分类(GB/T4754-2011)与 ISIC4.0 分类、医疗卫生产品分类与主产品分类(CPC)的协调等。

3. 尽可能与 SHA(2011)体系在相关内容和方法上接轨

HSA 的独特性既体现在对医疗卫生及相关生产活动范围的界定方面，也体现在对分类方法、核算规则和内容层次的划分方面，其中最具代表性的就是 OECD 所进行的关于 SHA 的整合，通过各次整合，形成了医疗健康产业核算的理论框架，即 SHA(2011)。SHA(2011)构建了医疗卫生支出核算框架，其中包括一系列相关联的表格，通过标准表格记录医疗卫生支出及其融资情况。建立 SHA 具有双重目的：其一，提供一个可用于国际数据收集的框架；其二，以其作为参考模型，重新设计和完善国家账户体系以更好协助政策的制订。SHA(2011)为各国医疗健康产业产出核算的相关研究和实践提供了重要参考和指导，对促进和规范国际范围内一致性的医疗健康产业核算起到重要的推动作用。考虑到 SHA(2011)的重要性，中国 HSA 核算体系的框架应尽可能与 SHA(2011)框架相接轨，在基本概念、生产范围、账户设计、操作规程等方面尽可能与 SHA(2011)框架相一致。

4. 明确医疗卫生产品(服务)和生产者分类体系

医疗健康产业全口径统计的对象是医疗卫生产品(服务)。根据医疗卫生活动的概念和属性，可以将医疗卫生产品(服务)定义为："用于增进、恢复或保持个体或群体的健康水平而提供的货物和服务。"医疗卫生产品(服务)的生产者分布在国民经济的各个行业中，但是，目前还没有对医疗卫生产品(服务)和生产者的详细分类，因此，应尽快设置科学的、具有权威性的医疗卫生产品(服务)和生产者分类体系。

5. 设置医疗健康产业统计分类体系

科学的医疗健康产业统计体系应该包括医疗健康产业分类体系、指标体系和调查体系等。其中,医疗健康产业分类体系是医疗健康产业统计体系的基础和核心,为医疗健康产业统计体系提供了统一的核算对象、调查范围和统计口径,为其他各子体系提供了科学、规范和完整的框架结构。因此,有必要设置医疗健康产业统计分类体系,并规范其分类结构和分类内容。

6. 完善医疗健康产业统计指标体系

中国现行医疗卫生统计的核算范围是医疗卫生行业。在 GB/T4754-2011 分类体系中,大类 Q83 包括:医院、门诊部(所)、计划生育技术服务活动、妇幼保健院、专科疾病防治院、疾病预防控制中心和其他医疗卫生活动等。中国医疗卫生统计的范围包括所有从事上述行业的法人单位、生产活动单位和个体经营户的生产活动,即中国医疗卫生统计的对象是医疗卫生服务,包括医疗卫生服务与护理服务两部分,所公布的各项指标也是以医疗卫生服务统计为基础设置的。因此,中国应设计医疗健康产业统计指标体系,其过程是以既有的医疗卫生服务统计指标为基础,并加以补充和完善,例如,扩充医疗卫生企业统计报表的内容,将医疗健康产业的相关指标纳入经济普查的范围等,从而建立以基层单位为基础的全国医疗健康产业统计数据库,以此试算我国现阶段医疗健康产业发展的有关指标,并将统计和分析的结果定期向社会发布。

(二)应用方面

目前,我国并没有开展医疗健康产业统计,原因是该项研究仍旧处于起步阶段,其中某些重点问题尚未形成统一的、得到各方认可的、具有可操作性的标准和规范。因此,我们从实际应用的角度,提出以下几点有助于促进开展医疗健康产业统计的方法与途径:

1. 尽快实现中国国民经济核算体系向 SNA(2008)的转变

对于 HSA 的编制而言,中国国民经济核算体系与 SNA(2008)的差距主要表现在两个方面:一是中国的医疗卫生统计侧重于“事业统计”,而非“产业统计”。目前,中国的医疗卫生统计大多集中在医疗卫生服务统计方面,并将服务提供视为非营利性的，所使用的指标大多反映的是投入，例如，卫生总费用等。然而，SNA(2008)已经明确了 HSA 产出核算的性质，并将其纳入附属核算框架，这是中国国民经济核算体系所欠缺的；二是中国医疗卫生统计现有的分类体系和统计指标不能满足 HSA 编制的需求，存在分类不匹配和指标缺失等情况。因此，实现中国国民经济核算体系向 SNA(2008)的转变对中国 HSA 的构建与编制意义重大。

2. 与中国的国民经济核算体系和医疗卫生统计相衔接

目前，世界各国在医疗健康产业核算方面的具体标准和做法存在较大差别，这就要求中国在进行医疗健康产业核算时，一方面要充分借鉴国际上的通行标准和做法，尽可能与 SHA(2011)相接轨；另一方面，也要充分考虑到中国的实际情况，在核算范围、核算内容和表式设计等方面都要考虑到中国国民经济核算体系和医疗卫生统计的特殊性，尽可能与中国现行的标准相衔接。也就是说，中国 HSA 必须要具有中国的特点，必须是中国国民经济核算体系的重要组成部分。

3. 设计调查制度，建立中国 HSA 数据采集体系

科学的调查制度是实现 HSA 数据可得性与完整性的重要保障。中国现行的《全国卫生统计工作管理办法》是 1999 年 2 月由原国家卫生部颁布并实施的，其中规定了医疗卫生统计的调查制度，主要包括定期报表制度、抽样调查和专项调查制度等，但该项统计制度主要是针对医疗卫生事业统计制定的。因此，应以中国 HSA 编制的数据需求为核心，以充分利用投入产出调查、经济普查、医疗卫生机构调查和住户时间利用调查数据为目的，对既有的调查制度加以补充完善，定期发布中国 HSA 核算数据，以此建立多渠道的中国 HSA 数据采集体系。

4. 强化生产统计意识，准确评价服务产出

中国在 HSA 的开发与编制过程中，应明确两点：首先，强化生产统计意识，明确医疗健康产业增加值的内涵与构成，并建立以增加值为核心的统计指标体系；其次，准确评价服务产出。目前，国际社会在评价医疗卫生服务产出方面已经取得了重要突破，所采用的方法是将“完整治疗”作为医疗卫

生服务产出的物量单位，并运用病例组合构建完整治疗，其中，DRGs是国际通行的病例组合体系。现阶段，中国正在进行DRGs的研究工作，并已在多个城市开展试点，因此，中国HSA的编制要充分利用现有的DRGs数据。

5. 建立医疗健康产业统计制度

目前，中国的医疗健康产业发展迅速，但是，现行医疗卫生统计的范围狭窄。GB/T4754-2011中的医疗卫生行业分类已经不能够全面反映医疗卫生体系的全部内容，例如，随着社会劳动生产力的发展，新的医疗模式更加注重医疗设备的使用，这使得医疗器械生产部门在医疗卫生体系之中的重要程度日益提升，但是，现阶段医疗器械生产部门并没有被纳入医疗健康产业的范围之内，类似的部门还有很多，医疗卫生行业分类范围覆盖不全面势必会产生诸多弊端。因此，现阶段国家统计部门应当重视医疗健康产业统计的相关研究与应用工作，其中一个重要环节就是建立医疗健康产业相应的统计制度。

6. 组建统计部门，指定专门机构负责开展HSA的核算工作

由于医疗健康产业统计涉及的行业众多、单位复杂，调查的内容覆盖医疗卫生、劳动就业、国际收支、社会保障等多个领域。因此，建议由国务院牵头、责成国家统计局、国家卫生健康委员会、人力资源和社会保障部等相关部门启动医疗健康产业统计项目，制定工作计划、设立专项经费、为相关的统计人员提供业务技术培训，并组建专门机构负责开展中国HSA的核算工作。

三、展望

医疗健康产业作为朝阳产业，在国民经济中占据着举足轻重的地位，医疗健康产业统计对于衡量医疗健康产业的经济贡献和影响起着决定性的作用。本书提出采用HSA对医疗健康产业进行核算，并从理论上界定医疗健康产业的生产范围，提出医疗健康产业及其产品（服务）的分类体系，构建

HSA 的框架体系，设计总量指标、编制相应的账户表式。虽然本书对 HSA 的构建进行了较为全面、系统的论述，但是，由于医疗健康产业统计是一项深层次的学术问题和重要的实践问题，涉及多学科、多领域，本书的研究只是初步的成果，还有许多问题值得探索，例如：

1. 继续深化完善理论与方法体系

HSA 应该与国民经济账户体系一样，是一种定义准确、概念清晰、分类明确、框架合理、逻辑严谨的方法体系，因此，其理论分析和技术方法还需根据国民经济核算体系的变迁进一步深化和完善，例如，对于医疗健康产业及其产品（服务）的分类仍有待于进一步完善，尽早建立官方认可的、较为规范和科学的分类体系，为后续研究奠定基础。

2. 继续探索 HSA 的数据来源问题

数据收集是中国 HSA 应用的难点问题，不仅需要耗费大量的人力、物力和财力，也需要医疗健康相关部门的协调。尽管本书尝试对中国医疗健康产业统计存在的问题提出解决思路和方法，并基于投入产出表等对中国 HSA 的应用做出一些尝试性的探索，但是，由于缺乏有效的数据支撑，只能使用投入产出估算数据进行实证分析，还是无法准确反映医疗健康产业活动的全貌，特别是对于 HSA 核算范围中的重要组成——无酬家庭护理服务和辅助服务，无法在实证分析中得到体现，更无法通过生产核算矩阵对市场和非市场医疗卫生服务业的产出指标进行直接核算。基础数据的缺乏使得研究无法进一步推进，因此，有必要加强基础数据的调查研究，为编制中国 HSA 做好基础性数据收集工作。

3. 对医疗健康产业的内部结构进行比较分析

医疗健康产业是一个复合型产业，涉及的内容众多，产业结构也较为复杂，虽然本书对医疗健康产业进行分层次的分类，但是，对于各个层次所涉及的不同活动却缺乏一定的比较分析，无法阐释医疗健康产业的内部结构，例如，市场性医疗卫生活动和非市场医疗卫生活动的构成情况，医疗健康产业核心层、相关层以及扩展层的构成情况等。因此，对医疗健康产业的构成情况进行对比研究，可能会使研究结果更加完善。

参考文献

[1] 艾伟强,蒋萍. 卫生卫星账户:ISIC 口径下医疗卫生服务统计扩展的有效途径[J]. 统计研究,2013(12):24—30.

[2] 艾伟强. 中国医疗卫生服务统计的局限及对策研究[J]. 中国卫生统计,2014(6):1080—1081.

[3] 艾伟强,王勇. 医疗健保产业统计分类:国际标准的比较及其对中国的启示[J]. 经济统计学(季刊),2015(1):56—64.

[4] 艾伟强. 全口径医疗卫生行业的核算原理与方法[M]. 北京:中国统计出版社,2016.

[5] 艾伟强. 卫生服务供方国际分类体系的比较及启示——基于 ISIC 和 ICHA-HP 的研究[J]. 调研世界,2010(11):38—41.

[6] 艾伟强,王文峰. 开展医疗卫生产业全口径统计的思考[J]. 卫生经济研究,2018(3):39—41.

[7] 艾伟强. 关于医疗卫生服务产出核算的新思路[J]. 卫生经济研究,2010(12):19—21.

[8] 艾伟强. 关于卫生行业产出及生产率国际比较方法的研究[J]. 石家庄经济学院学报,2011(1):88－90.

[9] 艾伟强. 完整治疗及其产出核算的有关问题研究[J]. 现代商贸工业,2010(23):244－245.

[10] 艾伟强. 卫生服务产出的质量调整问题初探[J]. 经济研究导刊,2010(35):267－269.

[11] 艾伟强. 生产法卫生行业购买力平价法的提出及阐释[J]. 现代商贸工业,2010(2):25－27.

[12] 蒋萍. 核算制度缺陷、统计方法偏颇与经济总量失实[M]. 北京:中国统计出版社,2011.

[13] 蒋萍,刘丹丹,王勇. SNA 研究的最新进展:中心框架、卫星账户和扩展研究[J]. 统计研究,2013(3):3－9.

[14] 蒋萍,田成诗,尚红云. 中国卫生行业与经济发展关系研究[M]. 北京:人民出版社,2009.

[15] 蒋萍,马雪娇. 大数据背景下中国时间利用调查方案的改革与完善——基于中、日、美时间利用调查方案的比较[J]. 统计研究,2014(8):73－79.

[16] 蒋萍,王勇. 中国国民经济核算体系的建立与发展——写于中国国民经济核算方案实施 20 年[J]. 经济统计学(季刊),2013(1):14－26.

[17] 蒋萍,田成诗. 区域卫生行业政府投入对经济增长的贡献分析[J]. 财经问题研究,2009(2):82－88.

[18] 蒋萍,田成诗,尚红云. 人口健康与中国长期经济增长关系的实证研究[J]. 中国人口科学,2008(10):44－51.

[19] 蒋萍. 非市场服务产出核算[M]. 北京:中国统计出版社,2005.

[20] 蒋萍. 社会统计与社会核算:理论、方法与应用[M]. 北京:中国统计出版社,2014.

[21] 蒋萍,许宪春. 国民经济核算理论与中国实践[M]. 北京:中国人民大学出版社,2014.

[22] 高敏雪. SNA-08 的新面貌以及延伸讨论[J]. 统计研究,2013(5):8—16.

[23] 敏雪,冯袓章,潘岚锋. 决定人类发展水平的两个关键——《中国统计年鉴》教育与卫生专题解读[J]. 中国统计,2011(10):43—44.

[24] 高敏雪. 卫星账户及其在美国的应用——卫星账户概述[J]. 北京统计,2000(8):10—11.

[25] 高敏雪. 从理论概念到统计数据的艰难之旅——以 R&D 统计为例[J]. 调研世界,2015(3):61—63.

[26] 高敏雪. 国民经济核算仍然面临变革[J]. 统计与信息论坛,2006(11):23—27.

[27] 高敏雪. 中国环境经济核算体系的初步设计[J]. 环境经济,2004(9):27—33.

[28] 王建伟,焦萍. 美国的运输统计与核算——运输卫星账户与应用[J]. 中国统计,2010(2):46—47.

[29] 罗良清,胡美玲. 中国各地区医疗卫生服务的生产效率分析[J]. 统计与信息论坛,2008(2):47—51.

[30] 罗良清,柴士改. 基于 CCA-DEA 模型评估政府社会保障绩效的实证研究[J]. 统计与信息论坛,2010(3):33—39.

[31] 罗良清,梅荣斌. 人力资本视角下的教育的投入与产出核算初探[J]. 统计教育,2006(2):4—6.

[32] 罗良清,陶春海. 病种病例分型组合的医疗产出核算方法研究[J]. 统计与信息论坛,2006(7):15—18.

[33] 罗良清. 医疗卫生业的产出核算[J]. 中国统计,2003(5):45—46.

[34] 陶春海,王玉晓. 政府卫生支出对个人卫生支出的影响——基于总量与结构效应视角的实证分析[J]. 统计与信息论坛,2018(5):33—38.

[35] 陶春海,刘小瑜. 中国卫生总费用核算体系研究[J]. 统计与信息论坛,2009(1):17—22.

[36] 陶春海. 对我国国家卫生账户核算体系调整的探讨[J]. 统计与决策,2009(5):16—19.

[37] 陶春海,程超. 基于模糊聚类法的中国各省城市医疗卫生服务水平综合比较[J]. 统计与管理,2016(7):48—49.

[38] 王亚菲. 经济系统物质投入产出核算框架设计[J]. 统计研究,2012(4):27—31.

[39] 王亚菲. 经济系统物质流核算与中国经济增长若干问题研究[M]. 北京:中国人民大学出版社,2011.

[40] 王勇. 中国投入产出核算:回顾与展望[J]. 统计研究,2012(8):65—73.

[41] 徐强. 基于指数的宏观经济价格与物量测度论[M]. 北京:中国财政经济出版社,2011.

[42] 杨仲山,郑彦. ISCED(2011)理论发展与分类变化[J]. 统计研究,2012(11):26—30.

[43] 刘丹丹. 住户无酬劳动核算国际进展及对中国的启示[J]. 统计研究,2012(12):53—60.

[44] 联合国,欧盟委员会,世界银行,等. 国民账户体系(2008)[M]. 北京:中国统计出版社,2012.

[45] 郑超愚,朱南松,张瑶. 动态购买力平价理论:概念、证据与运用[J]. 经济研究,2007(6):75—86.

[46] 张毓辉,郭振友,谢小平,等. 政府卫生公共支出的政策选择[J]. 卫生经济研究,2005(11):3—6.

[47] 张毓辉,王秀峰,万泉,等. 中国健康产业分类与核算体系研究[J]. 中国卫生经济,2017(4):5—8.

[48] 张毓辉,万泉,柴培培,等. 基于"卫生费用核算体系 2011"的中国经常性卫生费用核算结果[J]. 中国卫生经济,2015(3):12—16.

[49] 郭锋,张毓辉,翟铁民,等. 中国健康产业核算体系应用实验研究[J]. 中国卫生经济,2017(4):9—12.

[50] 张毓辉,万泉,王秀峰. 以健康为中心的卫生费用核算体系研究[J]. 中国卫生经济,2018(5):13—17.

[51] 林玉伦. 中国住户生产核算相关问题研究[J]. 统计研究,2009(6):66—72.

[52] 张奇林. 美国关于医疗卫生费用的理论研究与政策争论[J]. 武汉大学学报(哲学社会科学版),2007(7):584—588.

[53] 钟洁珍,月向应. 医疗保险中实施 DRGs 的探讨[J]. 中国卫生经济,2001(2):49—50.

[54] 周文燕. DRGs 对我国医疗保险付费方式的启示与应用前景[J]. 上海医药,2007(3):109—110.

[55] 翟铁民,张晓. 泰国基本医疗卫生服务筹资研究[J]. 卫生经济研究,2008(6):19—20.

[56] 翟铁民,张毓辉,万泉,等. 基于"卫生费用核算体系 2011"的中国卫生费用核算方法学研究[J]. 中国卫生经济,2015(3):9—11.

[57] 薛青磊. 中国信息产业分类及其投入产出分析[D]. 大连:东北财经大学,2015.

[58] 翟铁民,张毓辉,万泉. 卫生费用核算新体系:SHA2011 介绍[J]. 中国卫生经济,2013(1):13—15.

[59] 李闻闻. 人力资本卫星账户编制方法及实证研究[D]. 杭州:浙江工商大学,2015.

[60] 翟志宏. 旅游卫星账户对我国现行旅游统计的影响和意义[J]. 旅游学刊,2016(4):8—11.

[61] 曾五一. 无偿服务核算研究[J]. 统计研究,2005(6):44—47.

[62] 朱皓渊. 医疗卫生行业分类体系研究及对我国的启示——从货物和服务提供者的角度[D]. 大连:东北财经大学,2010.

[63] 中华人民共和国国家卫生健康委员会. 中国卫生统计提要(2011—2015)[EB/OL]. http://www.moh.gov.cn.

[64] 中华人民共和国国家卫生健康委员会. 中国卫生和计划生育统计年鉴(2011—2016)[M]. 北京:中国协和医科大学出版社,2012—2017.

[65] 中国疾病预防控制中心. 国家卫生统计指标体系(征求意见稿)[EB/OL]. http://www.chinacdc.net.cn/n272442/n272530/n274625/14154.html.

[66] “第一次全国经济普查项目研究”课题组. 中国卫生行业发展的现状与特点[J]. 统计研究,2007(3):58－61.

[67] 杜乐勋,赵郁馨,高广颖,等. 中国卫生核算如何与世界卫生组织卫生核算接轨[J]. 卫生经济研究,2002(7):8－9.

[68] 莫京梁,翟东华. 医疗保健的公平与效率分析[J]. 经济研究,1997(5):56－60.

[69] 许宪春. 中国服务业核算及其存在的问题研究[J]. 经济研究,2004(3):20－27.

[70] 岳希明,张曙光. 我国服务业增加值的核算问题[J]. 经济研究,2002(12):51－59.

[71] 胡善联. 卫生经济学[M]. 上海:复旦大学出版社,2004.

[72] WHO,中国卫生经济研究所. 国民卫生总费用核算指导手册(征求意见稿)[EB/OL]. http://www.who.int/nha/sha_revision/NHA_producersguide_ZH.

[73] 朱启贵. 国民经济核算体系构建的理念与变革——基于发展观演进历程的分析[J]. 人民论坛,2013(1):68－73.

[74] 魏和清. SNA2008 关于 R&D 核算变革带来的影响及面临的问题[J]. 统计研究,2012(11):21－25.

[75] 刘继同. 中国卫生总费用研究 30 年:历程与特点[J]. 卫生经济研究,2009(3):29－32.

[76] 吴春艳. 促进国家卫生账户数据在卫生决策中的应用[J]. 中国卫生政策研究,2016(5):53.

[77] 何静. 绘一幅促进健康的资金流向图——《卫生账户体系 2011》简介[J]. 中国统计,2013(8):18－19.

[78] 何静. 健康产业界定及其投入产出表编制方法研究[J]. 新疆社会科学,2016(3):39－44.

[79] 何静,游毅,孔军辉. 中美卫生统计调查制度的比较研究[J]. 浙江预防医学,2015(9):884－888.

[80] 梁斌,夏忠梁,陈洪. 欧盟体育卫星账户的理论框架、指标体系与实践应用[J]. 上海体育学院学报,2017(11):4—9.

[81] 吴燕华. 非 SNA 生产核算方法与应用研究[D]. 杭州:浙江工商大学,2018.

[82] 李静,何静,郭冬梅,等. 美国卫生费用核算及其与我国的比较[J]. 中国医院,2015(11):78—80.

[83] 游毅,何静,孔军辉. 美国卫生统计调查制度综述[J]. 医学与社会,2014(10):16—19.

[84] 满晓玮,赵璇,蒋艳,等. 基于"卫生费用核算体系 2011"的北京市经常性卫生费用核算结果[J]. 中国卫生经济,2018(2):18—23.

[85] 满晓玮. 基于健康产出的卫生费用与 GDP 关系研究[D]. 北京:北京中医药大学,2015.

[86] 姜宏,叶欣梁,闫国东,等. 基于旅游卫星账户的邮轮旅游经济贡献核算研究[J]. 统计与决策,2018(12):30—34.

[87] 蒋艳,满晓玮,赵丽颖,等. 省级卫生总费用两种核算方法差异原因分析[J]. 中国卫生经济,2018(1):65—69.

[88] 王玮玉. 基于"卫生费用核算体系 2011"的政策分析框架研究[D]. 北京:北京中医药大学,2017.

[89] 王玮玉,满晓玮,蒋艳,等. 卫生费用核算体系 2011 扩展维度方法学研究:以资本形成账户为例[J]. 中国卫生经济,2017(5):33—35.

[90] 杨越,刘俊兰,滕海英. 卫生费用分析研究进展及对我国卫生费用核算的启示[J]. 中国卫生事业管理,2015(3):164—165.

[91] 贺俊霖,段文娟,刘妍,等. 基于"卫生费用核算体系 2011"的辽宁省医疗费用机构分布分析[J]. 中国卫生经济,2016(11):32—35.

[92] 金楠,王云屏,杨洪伟,等. 我国卫生研发的政府投入核算与分析[J]. 中国卫生经济,2016(2):38—41.

[93] 杨练,黄云霞,谭玲,等. 四川省经常性卫生费用核算结果:基于卫生费用核算体系 2011[J]. 中国卫生经济,2017(5):36—39.

[94] 黄云霞. 基于"SHA2011 体系"的四川省生殖健康卫生费用的核算研究[D]. 成都:成都中医药大学,2017.
[95] 耿新丽,张云霞,董倩云. 基于"SHA2011"的山西省居民治疗费用及其分布状况[J]. 经济师,2017(12):267—268.
[96] 万泉,张毓辉,王秀峰. 2014 年我国各地区卫生总费用核算结果与分析[J]. 中国卫生经济,2016(3):9—12.
[97] 翟俊霞,张秀菊,郭冬岩. 卫生总费用国内外研究进展[J]. 中国卫生产业,2015(9):51—52.
[98] 张秀菊,翟俊霞,席彪. 卫生总费用核算方法与结果分析研究进展[J]. 卫生合理用药杂志,2014(4):194—195.
[99] 张晓溪,宗莲,李芬,等. 2016 年上海市卫生总费用核算结果及特点分析[J]. 中国卫生经济,2018(8):45—49.
[100] 李金华. 中国国家资产负债表卫星账户设计原理研究[J]. 统计研究,2015(3):76—83.
[101] 李金华. 中国环境经济核算体系范式的设计与阐释[J]. 中国社会科学,2009(1):84—98.
[102] 李金华,李苍舒. "SNA2008"对中国住户核算理论的若干启示[J]. 经济学动态,2011(11):31—35.
[103] 屈超,张美慧. 国际 ICT 卫星账户的构建及对中国的启示[J]. 统计研究,2015(7):74—80.
[104] "SNA 的修订与中国国民经济核算体系改革"课题组. SNA 的修订及对中国国民经济核算体系改革的启示[J]. 统计研究,2012(6):3—9.
[105] 杨美沂. 构建我国旅游统计体系研究[J]. 生产力研究,2018(1):97—100.
[106] 周龙,方锐. 美、德国家环境资产核算比较及其对我国的启示——基于 SEEA2012 中心框架的理论分析[J]. 会计之友,2018(1):24—30.
[107] 王念宁. 2016 年云南省现代医疗健康产业卫星账户[D]. 昆明:云南财经大学,2018.
[108] 陈丹丹. 美国 R&D 卫星账户编制及其对中国的启示[J]. 统计研究,

2017(4):15—25.

[109] 林文超. 旅游卫星账户视域下的旅游统计方式[J]. 中国统计,2017(3):67—69.

[110] 徐蔼婷,祝瑜晗. R&D卫星账户整体架构与编制的国际实践[J]. 统计研究,2017(9):76—89.

[111] 唐军. 国民教育账户的基本框架、主要特点及其应用前景[J]. 经济统计学(季刊),2017(1):183—190.

[112] Tadayuki HARA. 强调理解国民账户体系和投入产出结构框架的重要性,将卫星账户核算方法作为旅游和文化产业的全球核算标准[J]. 旅游学刊,2016(4):3—5.

[113] 韩中,凌亢. 住户部门卫星账户的范式构建[J]. 统计与决策,2016(9):4—9.

[114] 戴学锋. 浅谈国家统计局和国家旅游局两组旅游统计数字[J]. 旅游学刊,2016(3):9—11.

[115] 张茉楠. 构建适应全球新经济增长的国民经济账户体系[J]. 发展研究,2016(9):9—13.

[116] 张茉楠. 中国亟待建立新的国民经济核算体系[J]. 中国经济报告,2013(9):94—96.

[117] 张茉楠. 国民经济核算体系改革[J]. 中国金融,2016(8):62—64.

[118] 张茉楠. 建立新的国民经济核算标准体系[J]. 宏观经济管理,2016(12):26—30.

[119] 张茉楠. 顺应全球新趋势全面改革中国国民核算体系[J]. 金融与经济,2014(9):42—44.

[120] 邱叶. 基于SNA2008的中国R&D卫星账户编制研究[D]. 南昌:江西财经大学,2014.

[121] 康蓉. 旅游卫星账户与中国旅游经济测度研究[D]. 西安:西北大学,2006.

[122] 黄璆. 中国医疗健康产业卫星账户的构建与应用研究[D]. 大连:东北

财经大学,2017.

[123] 黄璎. 物流业资产负债表卫星账户研究[J]. 统计与信息论坛,2016(3):14-20.

[124] 赵芹. ICT卫星账户的国际比较研究——基于澳大利亚、智利、南非的构建经验[D]. 大连:东北财经大学,2015.

[125] 孙群,王美先,杨练,等. 基于“SHA2011”的四川省儿童治疗费用核算研究[J]. 现代预防医学,2018(3):1056-1059.

[126] 张志鹏,李可欣,张润波,等. 基于“SHA2011”的辽宁省预防服务费用核算与分析[J]. 中国卫生统计,2019(8):565-567.

[127] 曾雪梅. 健康产业卫星账户构建研究[D]. 成都:成都中医药大学,2015.

[128] 邹康. 中国政府财政统计体系改革再研究[D]. 成都:西南财经大学,2012.

[129] 杨林. 健康产业统计方法研究与应用——以深圳市为例[J]. 调研世界,2015(12):50-55.

[130] 刘治君,裴敬,罗增永. 基于产业经济学视角的健康产业概念探析[J]. 卫生经济研究,2015(11):25-29.

[131] 王荣荣,张毓辉,王秀. 我国健康产业发展现状、问题与建议[J]. 卫生软科学 2018(6):3-6.

[132] 邱东,蒋萍. 国民经济统计前沿问题(上、中、下)[M]. 北京:中国统计出版社,2008.

[133] 鄢错灵,徐阅,白冰楠,等. 基于“卫生费用核算体系2011”的中医药总费用核算方法初探[J]. 中医药导报,2018(9):123-125.

[134] 孙凤,张浩凌,闫泽华. 卫生部门的投入溢出效应分析:投入产出法的计算[J]. 中国卫生经济,2018(7):71-74.

[135] OECD. A System of Health Accounts[M]. Paris:OECD Publishing,2000.

[136] OECD. Towards Measuring Education and Health Volume Output:

An OECD Handbook[M]. Paris:OECD Publishing,2007.

[137] OECD, Eurostat, WHO. A System of Health Accounts[M]. 2nd. Paris:OECD Publishing,2011.

[138] OECD. Guidelines for Improving the Comparability and Availability of Private Health Expenditures Under the System of Health Accounts Framework[J]. OECD Health Working Paper,2010(52).

[139] PAHO. Satellite Health Account Manual[EB/OL]. http://www. new. paho. org/hq/.

[140] Ann Lisbet Brathaug. Measurement of Health Output-experiences from the Norwegian National Accounts[R]. Paper prepared for the joint OECD/ONS/ Government of Norway workshop,2006.

[141] Australian Bureau of Statistics. Measuring Non-market Sector Output-recent Work by the Australian Bureau of Statistics[R]. OECD Meeting of National Accounts Experts,1998.

[142] Cutler, D. M. , Newhouse, D. Remler. Pricing Heart Attact Treatments[R]. NBER Working Paper,1999.

[143] David Capian. Non-market Services the View from the National Accounts[R]. Paper prepared for the joint OECD/ONS/Government of Norway workshop,2006.

[144] David Caplan. Measuring the Output of Non-market Services[R]. Economic Trends,1998.

[145] Deborah Garniss. Measuring Government Education Output Quality in England:An Overview of the Issues and Approaches Developed by the Department for Education and Skills[R]. Paper prepared for the joint OECD/ONS/ Government of Norway workshop,2006.

[146] Diane, Dawson. Developing New Approaches to Measuring NHS Output and Productivity[R]. Paper presented at IARIW,2006.

[147] Eurostat. Handbook on Price and Volume Measures in National Ac-

counts[R]. Office for Official Publications of the European Communities,2001.

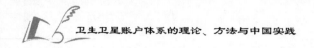

[148] WHO. Guide to Producing National Health Accounts[M]. Geneva: WHO Publishing,2003.

[149] BEA. Health Satellite Accounts[EB/OL]. http://bea. gov/health_satellite_account. htm.

[150] Orosz, E. , D. Morgan. SHA-based National Health Accounts in Thirteen OECD Countries: A Comparative Analysis[M]. Paris: OECD Publishing,2004.

[151] Aizcorbe, A. M. , Smith, S. Toward a Health Care Satellite Account [J]. BEA Briefing, 2014(5).

[152] Christian, M. S. Measuring the Output of Health Care in the United States[J]. Survey of Current Business,2012(7).

[153] Gobrecht, J. Measuring Trade in Health Services[EB/OL]. 2003. http://www. searo. who. int/LinkFiles/Publications_Measuring_trade_hs.

[154] Aileen Simkins. Health Quality Indicators and Value of Health: Accounting for Quality Change[R]. Paper prepared for the joint OECD/ONS/Government of Norway workshop,2006.

[155] WHO. Framework for the Development and Institutionalization of National Health Accounts(NHA)in the Pacific Island Countries[EB/OL]. 2008. http://www. wpro. who. int/NR/rdonlyres/26FD875D—4B92—42AF—B998—FFCA7ADBBD74/0/FrameworkfortheDevandInstofNHAinPIC2008.

[156] Brathaug, A-L. Measurement of Health Output-Experiences from the Norwegian National Accounts[R]. Paper prepared for the Joint OECD/ONS/Government of Norway Workshop,2006.

[157] Schneider, M. , D. Kawiorska. A System of Health Accounts in Poland[R]. Office for Foreign Aid at the Ministry of Health,2002.

[158] Poullier. Hernandez, K. Kawabata. National Health Accounts: Concepts, Data Sources and Methodology[R]. WHO, 2002.

[159] Petrera, M., A. Vicente. Conceptual and Practical Boundaries in Health Accounting [M]. Paris: OECD Publishing, 2008.

[160] Statistcs Portugal. Portuguese National Accounts-ESA2010, base 2011 [EB/OL]. https://www.ine.pt/xportal/xmain?xpid=INE&xpgid=ine_cnacionais.

[161] Abe Dunn, Lindsey Rittmueller, Bryn Whitmire. Introducing the New BEA Health Care Satellite Account[J]. Survey of Current Business, 2015(1).

[162] Markus Schneider, Thomas Krauss, Uwe Hofmann. Foundations, Methodology, and Selected Results of A Satellite Account for the German Health Economy[J]. BASYS, 2010(6).

[163] Eva Orosz. The OECD System of Health Accounts and the US National Health Accounts: Improving Connections Through Shared Experiences[R]. Draft paper prepared for the conference on "Adapting National Health Expenditure Accounting to a Changing Health Care Environment", 2005.

[164] Eurostat. Eurostat Manual of Supply, Use and Input-Output Tables [R]. Luxembourg, 2008.

[165] Suhrke, M. The Contribution of Health to the Economy in the European Union [R]. European Commission, 2005.

[166] Aizcorbe, Ana M., Tina Highfill. Medical Care Expenditure Indexes for the United States, 1980—2006[R]. Paper presented at the Society of Economic Measurement Conference, 2014.

[167] Aizcorbe, Ana M., Eli B. Liebman. Household Consumption Expenditures for Medical Care: An Alternate Presentation[J]. Survey of Current Business, 2012(6).

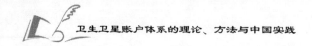

[168] Caitlin, Hartman, Kornfeld. A Reconciliation of Health Care Expenditures in the National Health Expenditure Accounts and in Gross Domestic Product[J]. Survey of Current Business, 2010(9).

[169] Ana Aizcorbe, Eli B. Liebman, Allison B. Rosen. Household Consumption Expenditures for Medical Care: An Alternate Presentation Cutler[J]. Survey of Current Business, 2012(6).

[170] Ana Aizcorbe. Recent Research on Disease-Based Price Indexes: Where Do We Stand? [J]. Survey of Current Business, 2013(7).

[171] Ana Aizcorbe, Gabriel Medeiros, Erich Strassner. Measuring Productivity for the US Health Sector Presented at Canadian Economic Association Annual Meetings in Montreal[R]. Canada, 2013.

[172] A. Washington, Daniel W. Jackson, David B. Disease-Based Health Care Measures and the Industry Economic Accounts Patricia Wasshausen[J]. Survey of Current Business, 2015(11).

[173] Anne Hall. Adjusting the Measurement of the Output of the Medical Sector for Quality: A Review of the Literature[R]. Bureau of Economic Analysis Working Paper, 2015(6).

[174] Karolina W, Dam. Volume Measures of Education in the Norwegian National Accounts[R]. Paper prepared for the joint OECD/ONS/Government of Norway workshop, 2006.

[175] Micheal Christian. Measuring the Education Function of Government in the United States[R]. Paper prepared for the joint OECD/ONS/Government of Norway workshop, 2006.

[176] Alain Gallais. Proposal of an Output Method for PPP on(non market) Health Services [R]. 3rd Meeting of the PPP-NA Task Force on Non-Market Service, 2007.

[177] Micheal A. Agliata, John L. Lucie. An New Quality Adjustment Methodollogy for Nursing Home Price Index[R]. U. S. Bureau of

Labor Statistics,2003.

[178] Paul Schreyer,Franqois Lequiller. OECD Handbook"Measuring Education and Health Volume Output"[R]. National Accounts and Financial Statistics Division,2007.

[179] Karen Dunnell,Peter Smith. Measuring Quality As Part of Public Service Output[R]. UK Centre for the Measurement of Government Activity,2007.

[180] Franqois Lequiller. Measurement of Non-market Volume Output [R]. Fourth Meeting of the Advisory Expert Group on National Accounting,2006.

[181] National Center for Health Statistics. Surveys and Data Collection Systems[EB/OL]. http: / /www. cdc. gov /nchs /surveys. htm.

[182] Sirken M,Hirsch R,Mosher W. Changing Methods of NCHS Surveys:1960—2010 and Beyond[J]. Morbidity and Mortality Weekly Report,2011.

[183] Castelli, A. , L. Mauro, A. Street. Measuring NHS Output Growth [J]. CHE Research Paper,2008(43).

[184] Centre for Medicare and Medicaid Services. National Health Expenditures Accounts:Definitions,Sources,and Methods[R]. 2009.

[185] Hartman, M. B. , R. J. Kornfeld, A. C. Catlin. A Reconciliation of Health Care Expenditures in the National Health Expenditure Accounts and in Gross Domestic Product[J]. Survey of Current Business,2010(10).

[186] Christopher Mackie, Rapporteur. Strategies for a BEA Satellite Health Care Account:Summary of a Workshop[M]. Washington,D. C. :The National Academies Press,2008.